Silvio Summermatter
Traditionell medicin i ljuset av modern forskning

AF287454

bup

Silvio Summermatter
Traditionell medicin i ljuset av modern forskning
Vad folkmedicin kan göra igen idag

ISBN: 978-3-911075-69-5
Även utgiven som e-bok
Finns som pocket och e-bok på engelska och tyska,
Franska, spanska, italienska, nederländska och svenska

Copyright: Bremen University Press
Utgivningsort: Bremen
Utgåva 1, 15 november 2023
Version 1.0
Tryckt i EU, Storbritannien, USA, JP, AUS
bup@bremenuniversitypress.com
www.bremenuniversitypress.com

—

Silvio Summermatter
Traditionell medicin i ljuset av modern forskning

Innehåll

1

Inledning

Folkmedicin, även känd som traditionell medicin, är en term som omfattar medicinska metoder och övertygelser som har utvecklats i olika kulturer under generationer. Den står ofta i stark kontrast till modern, vetenskapsbaserad medicin och baseras huvudsakligen på traditionell och empirisk kunskap från en viss kultur eller etnisk grupp. Denna form av medicin är djupt rotad i ett samhälles historia och kultur och återspeglar människors förhållande till sin omgivning, andliga övertygelser och kulturarv.

Traditionell medicin kännetecknas av att man använder naturresurser som örter, växter och mineraler, ibland kompletterat med animaliska produkter, för att behandla eller förebygga hälsoproblem. Till skillnad från modern medicin, som bygger på vetenskaplig forskning och kliniska studier, överförs kunskapen inom traditionell medicin vanligtvis muntligt från generation till generation. Denna kunskap omfattar användningen av vissa medicinalväxter, utförandet av helande ritualer och användningen av specifika behandlingsmetoder.

Traditionell medicin utgår ofta från en helhetssyn på individen och beaktar inte bara fysiska symtom utan även mentala, känslomässiga, sociala och andliga aspekter. I vissa fall har modern vetenskap validerat vissa aspekter av traditionell medicin och vissa metoder och naturläkemedel har bekräftats i sin effektivitet av vetenskaplig

3

forskning. Detta har lett till att vissa delar av den traditionella medicinen har införlivats i den konventionella medicinen.

Traditionell medicin är mycket mångsidig och varierar kraftigt från kultur till kultur. De kan omfatta ritualer, böner, magiska metoder samt användning av växter eller djur och manuella terapier som massage och ledmanipulation.

Att vända sig till traditionell medicin

Under senare år har det skett en allt större övergång till traditionell medicin, vilket kan förklaras av olika faktorer. En av de främsta orsakerna är det växande intresset för naturliga och holistiska metoder för hälsovård och behandling. Många människor söker alternativ till konventionell medicin, oavsett om det beror på oro för biverkningar av receptbelagda läkemedel, en allmän skepsis mot läkemedelsindustrin eller en önskan om behandlingar som involverar hela människan - kropp, själ och sinne.

Det finns också en växande uppskattning för traditionell kunskap och kulturella metoder med rötter i traditionell medicin. I en värld som alltmer domineras av teknik och vetenskapligt tänkande söker många människor efter sätt att knyta an till traditionella, mer naturliga sätt att leva. Traditionell medicin ger tillgång till gammal kunskap som ofta är nära kopplad till naturen och lokala traditioner.

Dessutom har modern forskning i många fall bekräftat effektiviteten hos vissa traditionella medicinska metoder och naturläkemedel, vilket har lett till större allmän acceptans och legitimitet för dessa metoder. Denna vetenskapliga validering har förändrat uppfattningar och uppmuntrat fler människor att utforska alternativa läkningsmetoder.

Traditionell medicins historia

Läkekonstens historia är lika gammal som mänskligheten själv och återspeglas i hur synen på sjukdom och hälsa har förändrats i olika kulturer och epoker. Under årtusendenas lopp har läkekonsten utvecklats från magiska och andliga metoder till en mer vetenskapligt baserad medicin, där varje kultur har bidragit med sina unika bidrag och perspektiv.

Under förhistorisk tid baserades läkning främst på andlighet och ritualer. Sjukdomar sågs ofta som ett resultat av övernaturliga krafter eller som ett straff från gudarna. Shamaner eller andliga helare använde örter, ritualer och besvärjelser för att behandla sjukdomar. Dessa metoder var djupt rotade i samhällenas trossystem och traditioner.

Med uppkomsten av forntida civilisationer som Egypten, Mesopotamien, Kina och Indien började mer systematiska metoder för läkekonst att utvecklas. I det forntida Egypten, till exempel, dokumenterades medicinsk kunskap i papyri, som innehöll detaljerade beskrivningar av sjukdomar och deras behandlingar.

Egyptiska läkare var också skickliga inom kirurgi, särskilt när det gällde sårbehandling och tandvård.

I den antika grekiska och romerska världen gjordes betydande framsteg inom medicinen. Hippokrates, som ofta kallas "medicinens fader", förkastade övernaturliga förklaringar till sjukdomar och förespråkade istället en rationell inställning till medicin. Han lade stor vikt vid dietetik, miljöfaktorer och livsstilens påverkan på hälsan. I Rom bidrog Galen starkt till utvecklingen av den medicinska vetenskapen genom sina skrifter och anatomiska studier.

Under medeltiden dominerade den religiösa synen på healing i Europa. Klostren spelade en viktig roll i vården av de sjuka och erbjöd både andlig och fysisk läkning. I den islamiska världen blomstrade däremot medicinen, och läkare som Avicenna skrev omfattande verk som sammanförde medicinsk kunskap från olika kulturer.

Renässansen innebar en återgång till klassiska källor och ledde till ett förnyat intresse för vetenskaplig forskning inom medicin. William Harveys upptäckt av blodcirkulationen på 1600-talet och utvecklingen av mikrobiologi av forskare som Louis Pasteur och Robert Koch på 1800-talet var milstolpar som i grunden förändrade vår förståelse av sjukdomar och deras behandling.

Under 1900- och 2000-talen har enorma framsteg gjorts inom medicinsk teknik, farmakologi och kirurgiska tekniker. Utvecklingen av antibiotika, vacciner och avancerad diagnostisk utrustning har dramatiskt förbättrat den förväntade livslängden och kvaliteten på sjukvården. Samtidigt upplever vi ett återuppväckt intresse för holistiska och alternativa läkningsmetoder, vilket leder till ett integrativt synsätt inom modern medicin.

Bevarande av traditionell medicinsk kunskap

Bevarandet av medicinsk kunskap, särskilt folklig och traditionell medicinsk kunskap, är av stor betydelse av flera skäl.

Först och främst representerar denna kunskap ett kulturarv. Den representerar den visdom och erfarenhet som samlats under generationer i olika samhällen. Att bevara detta arv är viktigt för att främja förståelse och uppskattning av de historiska och kulturella bakgrunderna till olika healingmetoder.

Dessutom erbjuder traditionell medicin ofta insikter i läkningsmetoder och botemedel som ännu inte har undersökts eller förståtts fullt ut inom modern medicin. Många läkemedel som används i dag, t.ex. aspirin, har sitt ursprung i traditionella metoder. Forskning om dessa traditionella metoder kan därför bidra till utvecklingen av nya läkemedel och terapier.

Dessutom spelar traditionell medicin en viktig roll för sjukvården i många delar av världen. I regioner där tillgången till modern medicin är begränsad eller oöverkomlig är traditionell medicin ofta den primära eller enda formen av hälso- och sjukvård. Kunskap om dessa metoder är därför avgörande för välbefinnandet i många samhällen.

Att bevara denna kunskap innebär också att erkänna och respektera de värderingar och föreställningar som finns i olika kulturer när det gäller hälsa och läkande. Detta är särskilt viktigt i en globaliserad värld där förståelse och uppskattning av kulturell mångfald alltmer ses som avgörande för social sammanhållning och fredlig samexistens.

Slutligen ger dokumentation och bevarande av traditionell medicinsk kunskap en grund för framtida forskning och utveckling inom medicin. Det gör det möjligt för forskare, praktiker och läkare att lära sig av tidigare kunskap, analysera den och förbättra den vid behov. I en tid då världen står inför nya hälsoutmaningar kan traditionell medicin erbjuda värdefulla alternativ eller komplement till moderna behandlingsmetoder.

Av alla dessa skäl är bevarandet av kunskapen om folkmedicin och traditionella medicinska läkningsmetoder inte bara en fråga om kulturarv, utan också en viktig aspekt av global hälsovård och medicinska framsteg.

Traditionell eller alternativ medicin?

Traditionell medicin och alternativ medicin är termer som ofta används för att beskriva läkningsmetoder som ligger utanför den konventionella, västerländskt orienterade medicinska praktiken. Även om de har vissa likheter finns det grundläggande skillnader mellan dem.

Traditionell medicin avser främst traditionella läkekonster som har sitt ursprung i en viss kultur eller ett visst samhälle och som har utvecklats över tid. Dessa metoder överförs ofta från generation till generation och bygger på kunskap, övertygelser och erfarenheter från en viss kultur eller etnisk grupp. Traditionell medicin omfattar en rad olika metoder, bland annat användning av medicinalväxter, fysiska terapier, andliga läkekonster och ritualer. Den är vanligtvis djupt rotad i samhällets historia, traditioner och sociala strukturer.

Alternativmedicin, å andra sidan, är en bredare term som omfattar en mängd olika läkningsmetoder som erbjuds som ett alternativ eller komplement till konventionell västerländsk medicin. Detta inkluderar metoder som inte nödvändigtvis är baserade på traditionella kulturella metoder, utan även sådana som kan vara av nyare ursprung. Alternativ medicin omfattar metoder som akupunktur, homeopati, naturopati, kiropraktik och många andra former av terapi. De uppstår ofta ur en kombination av olika filosofiska övertygelser och synsätt och kan integrera element från olika kulturer och traditioner.

En viktig skillnad ligger därför i deras ursprung och kulturella förankring. Traditionell medicin är djupt rotad i den specifika kulturen och traditionen i ett samhälle, medan alternativ medicin omfattar ett bredare spektrum av metoder från olika kulturer och filosofiska bakgrunder och inte nödvändigtvis är knuten till en specifik kultur.

Dessutom varierar graden av erkännande och acceptans av dessa två former av läkande. Alternativmedicinska metoder är ofta mer formellt organiserade och kan i vissa fall vara en del av sjukvården, medan traditionell medicin vanligtvis är mer informell och oftare utövas inom samhällen eller familjer.

Båda metoderna har dock som gemensamt mål att främja hälsa och välbefinnande och erbjuder ofta ett mer holistiskt perspektiv på hälsa och sjukdom än konventionell medicin. De kompletterar ofta konventionell medicin, men kan också användas oberoende av den. Både folk- och alternativmedicin betonar vikten av förebyggande åtgärder och behandling av sjukdomar i ett bredare sammanhang som omfattar såväl fysiska som psykologiska, sociala och andliga faktorer.

Traditionell eller modern medicin?

Traditionell medicin och modern medicin skiljer sig åt i flera grundläggande avseenden, både vad gäller praxis och filosofisk grund. Dessa skillnader återspeglas i deras respektive synsätt på sjukdomsbehandling, diagnostiska metoder, läkningsfilosofier och de sätt på vilka kunskap och metoder överförs och valideras.

För det första bygger modern medicin på vetenskapliga principer och metoder. Den använder evidensbaserade metoder där behandlingar och läkemedel tillämpas på grundval av vetenskapliga studier och kliniska prövningar. Modern medicin lägger stor vikt vid kvantifiering och objektiv mätning av hälsotillstånd och följer standardiserade behandlingsprotokoll. Dessutom är modern medicin uppdelad i högspecialiserade områden, där läkare utbildas inom specifika områden som kardiologi, neurologi eller onkologi.

Traditionell medicin är däremot mer fast förankrad i traditioner och läror inom en viss kultur eller ett visst samhälle. Dess metoder och botemedel baseras ofta på lokal kunskap och förs vidare genom erfarenhet och muntlig tradition. Traditionell medicin ser ofta sjukdom och hälsa i ett mer holistiskt sammanhang, som inte bara omfattar fysiska utan även andliga, känslomässiga och sociala aspekter. Deras metoder är inte alltid validerade av modern vetenskap, men det betyder inte att de är ineffektiva. Många traditionella läkningsmetoder har prövats och testats under århundraden och är djupt rotade i människors livsstilar och övertygelser.

En annan skillnad är det sätt på vilket diagnoser ställs och behandlingar utförs. Inom modern medicin baseras diagnoser ofta på tekniska tester som blodprov, röntgen och andra bildtekniker. Behandlingar innebär ofta användning av farmaceutiska produkter och kirurgiska ingrepp. Inom traditionell medicin baseras diagnoser och behandlingar däremot mer på observation av symtom och användning av naturläkemedel som örter, essenser eller specifika manuella tekniker.

Dessutom skiljer sig modern medicin och traditionell medicin åt när det gäller synen på patientbehandling. Modern medicin är ofta sjukdomsinriktad och koncentrerar sig på att bekämpa specifika sjukdomar eller symptom. Traditionell medicin, å andra sidan, tenderar att se på människan som helhet och strävar efter att skapa en balans mellan kropp, sinne och miljö.

Slutligen skiljer sig också sättet på vilket kunskap ackumuleras och förs vidare. Inom den moderna medicinen sker detta genom formell utbildning, forskning och publicering i vetenskapliga tidskrifter. Traditionell medicin, å andra sidan, bygger på att kunskap förs vidare från generation till generation, ofta i muntlig form och genom praktiska instruktioner.

I praktiken kompletterar modern och traditionell medicin ofta varandra. Många människor använder delar av båda systemen för att främja sin hälsa och sitt välbefinnande. Varje system har sina styrkor och sitt berättigande, och respekt för båda metoderna är avgörande för en heltäckande förståelse av hälsa och läkning.

Traditionell medicins historiska och kulturella rötter

Folkmedicinen är på ett unikt och djupgående sätt förankrad i olika kulturer runt om i världen.

I den kinesiska kulturen kallas det till exempel traditionell kinesisk medicin och omfattar en mängd olika metoder som akupunktur och örtmedicin, baserade på begrepp som yin och yang och flödet av qi.

I Indien har den ayurvediska medicinen utvecklats parallellt, baserad på idén om en harmonisk balans mellan kropp, själ och miljö och integrerar metoder som yoga och örtmedicin.

Ursprungsbefolkningarna i Nordamerika har också en rik tradition av medicinska metoder som är starkt präglade av deras andliga tro och deras djupa koppling till naturen. Situationen är liknande i många afrikanska kulturer, där traditionella helare arbetar med medicinska örter och andliga praktiker som är fast förankrade i samhället.

I Europa, särskilt på landsbygden, har en rik traditionell medicin baserad på gamla helande ritualer och örtmedicin också blivit etablerad och är nära sammanvävd med lokala traditioner och seder.

I Latinamerika och Karibien har det däremot uppstått en unik form av traditionell medicin som kombinerar inhemska, afrikanska och europeiska element, som i curanderismo-traditionen, som omfattar olika former av kroppsterapi, örtmedicin och andligt helande.

Dessa kulturella metoder för folklig healing är mer än bara medicinska ingrepp; de förkroppsligar en djup förståelse för livet, naturen och den mänskliga existensen. Dessa healingtraditioner återspeglar en holistisk syn som inte bara syftar till att läka den fysiska kroppen, utan också att återställa känslomässig, andlig och social balans.

Inom kinesisk och indisk medicin, till exempel, uppfattas hälsa inte bara som frånvaro av sjukdom, utan som ett tillstånd av fullständigt fysiskt, psykiskt och socialt välbefinnande. Detta synsätt skiljer sig avsevärt från den västerländska medicinens mer symtomorienterade synsätt. Inom traditionell kinesisk medicin lägger man stor vikt vid att förebygga sjukdomar och man lär sig att det är avgörande för hälsan att upprätthålla balansen mellan yin och yang i kroppen.

På samma sätt har ursprungsbefolkningarna i Nordamerika och afrikanska kulturer ett rikt arv av kunskap om växters och naturliga ämnens helande krafter, som ofta är nära kopplade till andliga övertygelser. I dessa traditioner ses hälsa som ett harmoniskt samspel mellan människa och natur, och sjukdom tolkas ofta som resultatet av en störd balans eller disharmoni i det sociala eller andliga livet.

I Europa har traditionell medicin utvecklats ur en blandning av gamla läkningsritualer, örtmedicin och lokalt nedärvd kunskap. Dessa metoder är ofta nära kopplade till den lokala floran och specifika miljöförhållanden, vilket kräver en djup kunskap och förståelse för naturen och dess läkande krafter.

Latinamerikanska och karibiska läkningstraditioner, såsom curanderismo, kombinerar också en imponerande mängd olika influenser och återspeglar den komplexa historien i dessa regioner. Integreringen av andliga element, användningen av medicinalväxter och betoningen på emotionell och andlig läkning är centrala aspekter av dessa traditioner.

Dessa olika former av folkmedicin erbjuder inte bara alternativa läkningsmetoder, utan bidrar också till den kulturella rikedomen och mångfalden av medicinska metoder. De påminner oss om att det finns många sätt att förstå och främja hälsa och välbefinnande, och de lär oss att uppskatta visdom och kunskap från olika kulturer.

Viktiga helare genom århundradena

Genom århundradena har det funnits många viktiga läkare vars metoder och kunskaper har haft ett formativt inflytande på utvecklingen av medicin och healing. Dessa läkare kom från olika kulturer och epoker och bidrog väsentligt till den fortsatta utvecklingen av läkekonsten genom sitt arbete, sin kunskap och sina innovationer.

I den antika världen var Hippokrates, en grekisk läkare från 400-talet före Kristus, en nyckelperson. Han kallas ofta "medicinens fader" och är känd för sina ansträngningar att frigöra medicinen från magi och mytologi och basera den på observation och förnuft. Hippokrates betonade vikten av dietetik och ansåg att sjukdomar hade naturliga orsaker och inte var gudomliga straff. Hans berömda ed, den hippokratiska eden, betraktas än idag som den etiska grunden för medicinsk praxis.

Under medeltiden spelade Hildegard von Bingen, en tysk benediktinabbedissa, en viktig roll i utvecklingen av västerländsk medicin. Hon skrev flera verk om medicin och medicinalväxter och ansågs vara en expert på användning av växter och naturläkemedel. Hennes holistiska syn på hälsa och sjukdom, som inkluderade både andliga och fysiska aspekter, var revolutionerande för sin tid.

I den islamiska världen gav Avicenna (Ibn Sina), en persisk universalgeni från 900- och 1000-talen, ett betydande bidrag till medicinen. Hans mest kända verk, "The Book of Healing", är en omfattande encyklopedi som täcker inte bara medicinska utan även filosofiska och vetenskapliga ämnen. Hans "Canon of Medicine" var en standardlärobok vid universiteten i Europa och Mellanöstern under flera århundraden.

I Kina på 700-talet var läkaren Sun Simiao känd för sitt arbete inom traditionell kinesisk medicin. Han skrev omfattande verk om örtmedicin, dietetik och akupunktur och betonade läkarens etiska ansvar gentemot sina patienter.

I modern tid var Paracelsus, en schweizisk läkare och alkemist från 1500-talet, en nyckelfigur i övergången från medeltida till modern medicin. Han kritiserade den tidens medicinska praxis för att vara alltför beroende av auktoriteter som Galen och Avicenna och förespråkade istället direkt observation av naturen och experimentell forskning. Han anses vara en av den moderna farmakologins fäder och introducerade konceptet att dos och toxicitet spelar en central roll vid användning av läkemedel.

Galen från Pergamon, en grekisk-romersk läkare från 200-talet, var en annan centralgestalt i medicinens historia. Hans omfattande skrifter och teorier, särskilt om anatomi, fysiologi och patologi, dominerade det medicinska tänkandet under nästan ett och ett halvt årtusende. Hans idéer, t.ex. läran om de fyra humörämnena, hade ett djupgående inflytande på den medicinska praktiken under medeltiden och renässansen.

Nicholas Culpeper, en engelsk botaniker, örtkännare och astrolog från 1600-talet, var mycket inflytelserik inom området örtmedicin och naturopati. Han skrev verket "The Complete Herbal", som innehöll detaljerade beskrivningar av hundratals medicinalväxter och deras medicinska användningsområden. Culpepers sätt att göra medicinsk kunskap tillgänglig för allmänheten var revolutionerande på sin tid och bidrog till att popularisera örtmedicinen i England.

En annan nyckelperson var Samuel Hahnemann, en tysk läkare som levde i slutet av 1700-talet och början av 1800-talet. Han är grundaren av homeopatin, en alternativ gren av medicinen som bygger på principen "lika botar lika". Hahnemanns idéer var kontroversiella på sin tid, men hans arbete hade ett bestående inflytande på utvecklingen av alternativa läkningsmetoder.

Inom traditionell indisk medicin, ayurveda, är Charaka, en gammal indisk forskare, särskilt betydelsefull. Han skrev en av de grundläggande texterna inom ayurvedisk medicin, Charaka Samhita, som innehåller omfattande

information om olika aspekter av medicin, inklusive etio-
logi, symptomatologi och terapeutiska förfaranden för en
mängd olika sjukdomar.

I den islamiska världen gjorde Al-Razi, känd som Rhazes i
väst, också ett betydande bidrag till medicinen. Han levde
på 800- och 900-talet och var en persisk läkare som är känd
för sina många bidrag till medicin och kemi, inklusive ski-
llnaden mellan mässling och smittkoppor.

Dessa historiska personer kännetecknades av sin vilja att
tänka bortom gränserna för befintlig medicinsk kunskap
och bryta ny mark inom diagnos, behandling och teori om
sjukdomar. Deras arbete påverkade inte bara deras egna
generationer, utan lade också grunden för framtida utveck-
ling inom medicin och läkekonst.

Myter och legender inom traditionell medicin

Myter och legender spelar en viktig roll inom traditionell
medicin eftersom de ofta återspeglar den kulturella och
andliga förståelsen av hälsa och sjukdom. Dessa berättelser
är inte bara fascinerande historier, utan ger också viktiga
insikter om människans förhållande till naturen, läkning
och sjukdom.

En av de mest slående egenskaperna hos sådana myter och
legender är deras koppling till naturen. Många kulturer
tror att vissa växter eller naturfenomen besitter gudomliga
krafter och har förmågan att bota eller förebygga sjukdo-
mar. Till exempel finns det i många inhemska kulturer be-
rättelser om växter som gavs som gåvor till mänskligheten
av andar eller gudar för att bota sjukdomar. Sådana

18

legender kan bevara kunskapen om den medicinska användningen av vissa växter och föra den vidare genom generationerna.

I många traditioner finns det också myter om sjukdomars ursprung och hur de botas. Dessa berättelser kan ge komplexa förklaringar till hur sjukdomar uppstod i världen, ofta kopplade till moraliska eller etiska lärdomar. Till exempel kan sjukdomar förstås som ett resultat av obalans i världen, brott mot gudar eller naturandar, eller som prövningar. Sådana myter ger inte bara förklaringar till sjukdomars uppkomst, utan antyder också att läkning kan uppnås genom att återställa harmoni och balans, genom botgöring eller genom särskilda ritualer.

Det finns också många legender om legendariska helare som besatt extraordinära förmågor. Dessa personer, som ofta beskrivs som visa män, shamaner eller medicinmän och medicinkvinnor, spelar en viktig roll i många kulturer. De har inte bara omfattande kunskaper om örter och läkningsmetoder, utan förknippas också ofta med övernaturliga förmågor, som att kommunicera med andar eller förmågan att se in i framtiden. Dessa karaktärer symboliserar den djupa kunskapen och de andliga aspekterna av läkekonsten inom traditionell medicin.

Dessutom är många läkekonster och ritualer inom traditionell medicin influerade av sådana myter och legender. Ritualer kan innehålla inslag av berättelser om specifika gudar, andar eller mytologiska händelser, och ofta är det sätt på vilket en behandling utförs lika viktigt som de material som används.

Dessa myter och legender är därför mer än bara enkla berättelser; de är en integrerad del av kulturarvet och den medicinska praktiken i många samhällen. De ger en inblick i hur man ser på hälsa och sjukdom i olika kulturer och påminner oss om att medicin och läkning inte bara är fysiska processer, utan också är djupt rotade i mänsklig kultur, andlighet och filosofi.

En intressant aspekt av traditionella medicinska myter är deras roll i att förklara och behandla psykologiska och emotionella tillstånd. I många kulturer finns legender om andar eller övernaturliga varelser som hålls ansvariga för vissa typer av mentala tillstånd eller beteendeförändringar. Behandlingen av sådana tillstånd kan innefatta rituella helanden, exorcism eller åkallan av skyddande andar eller förfäder. Dessa metoder återspeglar en förståelse som ser mental hälsa som en balans mellan personen, deras samhälle och den andliga världen.

Dessutom spelar astrologiska och kosmologiska begrepp en viktig roll i vissa traditionella medicinska traditioner. Till exempel kan stjärnornas och planeternas positioner eller årstidernas växlingar ses som avgörande för utvecklingen och läkningen av sjukdomar. I sådana system är medicinen nära kopplad till observationen av himlen och tolkningen av kosmiska tecken.

Traditionerna kring "heliga platser" - som källor, träd, berg eller andra naturliga platser - är också viktiga. Dessa platser anses ofta ha helande krafter och förknippas med speciella andliga eller helande energier. Pilgrimsfärder till dessa platser, drickande av källvatten eller särskilda ritualer på dessa platser är vanliga metoder i många traditionella medicinska system. Dessa platser och de berättelser och ritualer som förknippas med dem understryker sambandet mellan naturen och människors hälsa.

I vissa kulturer finns det också legender om ursprunget till vissa medicinalväxter eller substanser. Dessa berättelser kan beskriva hur en växt eller ett läkemedel upptäcktes av en mytologisk eller historisk hjälte, en gudomlig uppenbarelse eller en lycklig slump. Sådana berättelser bidrar till att bevara och legitimera kunskapen om den medicinska användningen av dessa växter och substanser.

Sammantaget bidrar myter och legender inom traditionell medicin till att skapa ett rikt och mångfacetterat landskap av läkande som går långt utöver den fysiska tillämpningen av läkningsmetoder. De ger viktiga kulturella, andliga och psykologiska perspektiv på hälsa och sjukdom och visar hur nära människans existens är sammanvävd med naturen och det andliga universum.

Vetenskap och traditionell medicin

Den vetenskapliga studien av populära botemedel, särskilt de från traditionell medicin, är ett tvärvetenskapligt område. Denna forskning spänner över olika områden, inklusive farmakologi, etnobotanik, biokemi och klinisk medicin. Syftet är att förstå och utvärdera effekten, säkerheten och verkningsmekanismen hos dessa läkemedel.

Inom farmakologi, till exempel, fokuserar forskningen på identifiering och isolering av aktiva ingredienser i medicinalväxter och andra naturliga ämnen. Forskarna analyserar den kemiska sammansättningen av dessa läkemedel och utför experiment för att testa deras biologiska aktivitet. De kan t.ex. undersöka om ett växtextrakt har antiinflammatoriska, antibakteriella eller antivirala egenskaper. Ett välkänt exempel är upptäckten av den aktiva ingrediensen artemisinin, som utvinns ur ettårig gråbo och som nu är en viktig komponent i malariabehandling.

Etnobotanik är ett annat viktigt område som handlar om förhållandet mellan människor och växter, särskilt när det gäller den traditionella användningen av växter för medicinska ändamål. Etnobotaniker studerar hur olika kulturer använder växter för att behandla sjukdomar och dokumenterar denna traditionella kunskap. Detta tillvägagångssätt kan vara viktigt för att identifiera växter som kan innehålla biologiskt aktiva föreningar.

Biokemiska studier är viktiga för att förstå hur de föreningar som ingår i läkemedlen fungerar på molekylär nivå. Forskningen kan t.ex. visa att ett visst växtämne påverkar aktiviteten hos ett enzym i kroppen eller binder till specifika receptorer i cellerna, vilket kan leda till terapeutiska effekter.

Klinisk forskning är också av central betydelse eftersom den syftar till att testa läkemedlens säkerhet och effektivitet i kontrollerade miljöer. Detta innebär vanligtvis prekliniska studier på cellkulturer eller djur och sedan kliniska prövningar på människor. Kliniska prövningar är avgörande för att bedöma om ett läkemedel är effektivt och säkert för användning på människor. De undersöker också vilka doser som är effektiva och vilka biverkningar som kan uppstå.

Vetenskapen bakom populära läkemedel är ett område som ständigt växer och utvecklas. I takt med att intresset för alternativa och komplementära läkemedel ökar och den vetenskapliga forskningen går framåt får vi en bättre förståelse för hur traditionella läkemedel fungerar och hur de potentiellt kan bidra till den moderna medicinen. Denna forskning bidrar inte bara till att validera och utöka kunskapen om dessa läkemedel, utan bidrar också till att berika medicinsk praxis och potentiellt utveckla nya behandlingar för olika sjukdomar.

Modern forskning om folkmedicin

Detta område har blivit allt viktigare under de senaste årtiondena eftersom forskare från hela världen inser och undersöker potentialen hos traditionella läkningsmetoder. Denna forskning omfattar flera nyckelområden:

Farmakognosi och läkemedelsforskning: Detta område fokuserar på upptäckt och isolering av bioaktiva föreningar i växter, djur och mineraler som används i traditionell medicin. Forskare analyserar dessa ämnen för att fastställa deras kemiska struktur och identifiera potentiella terapeutiska effekter. Många moderna läkemedel, som aspirin och penicillin, har sina rötter i traditionella läkemedel, och sökandet efter nya läkemedel i naturen är fortfarande ett viktigt forskningsområde.

Etnofarmakologi: Inom etnofarmakologin kombineras etnobotanisk kunskap med farmakologiska metoder för att utforska olika kulturers medicinska kunskap och praxis. Forskare inom detta område arbetar ofta direkt med ursprungsbefolkningar och lokala samhällen för att dokumentera och analysera deras traditionella kunskap om medicinalväxter och metoder. Detta bidrar inte bara till att bevara förlorad kunskap, utan ger också värdefulla insikter för biomedicinsk forskning.

Prekliniska och kliniska studier: Många traditionella läkemedel är föremål för prekliniska och kliniska studier för att bedöma deras säkerhet och effekt. I prekliniska studier undersöks läkemedlens effekter i laboratorie- och djurmodeller. Lovande kandidater kan sedan undersökas ytterligare i kliniska prövningar på människor. Dessa rigorösa tester är avgörande för att översätta traditionella läkemedel till erkända terapeutiska behandlingar.

Integrering i modern medicin: Det görs också ansträngningar för att integrera effektiva och säkra folkmedicinska läkemedel i konventionell medicinsk praxis. Detta gäller i synnerhet integrativ och komplementär medicin, som kombinerar traditionella läkningsmetoder med modern vetenskaplig medicin. Sådana metoder blir alltmer populära, särskilt vid behandling av kroniska sjukdomar och smärtbehandling.

Bevarande av etnobotanisk kunskap: Med tanke på att traditionell kunskap ofta överförs muntligt och därför riskerar att gå förlorad, är modern forskning också inriktad på att dokumentera och bevara denna kunskap. Detta är särskilt viktigt eftersom många inhemska kulturer och deras läkekonst hotas av globalisering och modernisering.

Hållbarhet och biologisk mångfald: Ett annat forskningsområde handlar om hållbar användning och skydd av medicinalväxter. Eftersom många växter som används i traditionell medicin kommer från vilda populationer är hållbar skörd av dem avgörande för att bevara den biologiska mångfalden och säkerställa tillgången till dessa resurser för framtida generationer.

Sammantaget erbjuder modern forskning om folkmedicin ett spännande och lovande område som bidrar till både vetenskaplig kunskap och praktisk tillämpning inom medicin. Genom att kombinera traditionell kunskap med moderna forskningsmetoder öppnas nya möjligheter att behandla sjukdomar och förbättra hälso- och sjukvården i hela världen.

Vetenskapliga framgångshistorier

Forskning om traditionella läkemedel och deras integrering i modern medicin har lett till några anmärkningsvärda framgångshistorier. Dessa fallstudier visar hur vetenskapliga metoder kan användas för att testa och validera effektiviteten och säkerheten hos läkemedel som härrör från traditionell medicin. Några exempel är följande:

Artemisinin för behandling av malaria: Ett av de mest kända exemplen är artemisinin, en förening som utvinns ur den ettåriga gråbo (Artemisia annua). Traditionellt har denna växt använts i kinesisk medicin för att behandla feber. Upptäckten av artemisinins antimalariala effekt går tillbaka till den kinesiska forskaren Tu Youyou, som arbetade med forskning om traditionella kinesiska läkemedel som en del av ett hemligt militärt projekt på 1970-talet. Hennes arbete ledde till utvecklingen av artemisininbaserade kombinationsterapier, som nu används över hela världen i kampen mot malaria. Tu Youyou tilldelades Nobelpriset i medicin 2015 för denna upptäckt.

Taxol (paklitaxel) vid cancerbehandling: Ett annat exempel är Taxol, ett kemoterapeutiskt medel som ursprungligen utvanns ur barken på idegranen. Upptäckten av dess anti-canceregenskaper var resultatet av en systematisk studie av växtextrakt vid National Cancer Institute i USA på 1960-talet. Taxol har visat sig vara effektivt vid behandling av olika typer av cancer, bland annat äggstocks-, bröst- och lungcancer.

Digitalis från fingerborgsblomma: Digitalis, en aktiv ingrediens som utvinns ur fingerborgsblommans blad, har länge använts inom traditionell medicin för att behandla hjärtbesvär. Den vetenskapliga valideringen av dess användning vid hjärtsvikt och vissa typer av hjärtarytmi ägde rum på 1700-talet. Idag används digitalispreparat i strikta doser för att behandla vissa hjärtsjukdomar.

Metformin och den magiska roten Galega officinalis: Metformin, ett av de vanligaste förskrivna läkemedlen för behandling av typ 2-diabetes, har sina rötter i traditionell europeisk medicin. Roten från växten Galega officinalis (även känd som kaprifol) har traditionellt använts för att behandla diabetes. Forskning om dess beståndsdelar ledde till utvecklingen av metformin på 1950-talet, som idag spelar en central roll i diabetesbehandlingen på grund av dess effektivitet och säkerhet.

Aspirin och videbark: Användningen av videbark för att lindra smärta och minska feber är ett gammalt botemedel som går tillbaka till Hippokrates tid. Den aktiva ingrediensen i videbark, salicin, isolerades på 1800-talet och ledde så småningom till utvecklingen av acetylsalicylsyra, mer känt som aspirin. Idag är aspirin ett av de mest använda läkemedlen i världen.

Kinin och cinchonabark: Kinin, som utvinns ur barken på trädet cinchonabark, är ett annat exempel på ett traditionellt läkemedel som har hittat sin väg in i den moderna medicinen. Det användes traditionellt av ursprungsbefolkningar i Sydamerika för att behandla feber och malaria. Europeiska forskare isolerade kinin på 1800-talet, och det blev det viktigaste medlet vid behandling och förebyggande av malaria.

Lovastatin och rött ris: Lovastatin, ett kolesterolsänkande läkemedel, härstammar ursprungligen från en naturligt förekommande substans, rött ris. Rött ris är ett traditionellt kinesiskt livsmedel och botemedel som har använts i århundraden för att förbättra blodcirkulationen och sänka kolesterolnivåerna. Upptäckten av lovastatin på 1970-talet ledde till utvecklingen av en ny klass av läkemedel, statiner, som används i stor utsträckning idag.

Efedrin från växten Ephedra: Efedrin, en alkaloid från växten Ephedra (Ma Huang), har använts i traditionell kinesisk medicin för att behandla astma och andra sjukdomar i andningsorganen. Isoleringen och syntesen av efedrin i början av 1900-talet möjliggjorde utvecklingen av effektivare och säkrare bronkdilaterande medel och astmamediciner.

Kurkumin från gurkmeja: Gurkmeja, en huvudingrediens i många currykryddor, har använts inom traditionell indisk medicin (Ayurveda) i århundraden för att behandla olika sjukdomar. Den aktiva ingrediensen curcumin har nyligen väckt vetenskapligt intresse på grund av dess potentiella antiinflammatoriska, antioxidativa och anti cancerogena egenskaper. Forskningen undersöker hur curcumin skulle kunna användas för att behandla och förebygga sjukdomar som cancer, Alzheimers och hjärtsjukdomar.

Ginkgo Biloba: Ginkgo, ett gammalt träd som används inom traditionell kinesisk medicin, har uppmärksammats för sina potentiella neuroprotektiva och cirkulationshöjande egenskaper. Ginkgo-extrakt används ofta inom modern örtmedicin för att förbättra minnet och behandla demenssymtom, även om de vetenskapliga bevisen fortfarande är blandade.

Omega-3-fettsyror från fiskolja: Den traditionella konsumtionen av fisk i många kulturer, särskilt i samhällen med en hög konsumtion av havsfisk som Japan, har lett till forskning om de positiva hälsoeffekterna av omega-3-fettsyror. Dessa är nu erkända för sina antiinflammatoriska egenskaper och sina fördelar när det gäller att förebygga hjärt-kärlsjukdomar.

Aloe vera: Användningen av aloe vera, både i den traditionella medicinen i många kulturer och i traditionell medicin, för hudvård och brännskador har stimulerat vetenskaplig forskning om dess sårläkande och återfuktande egenskaper.

Ingefära mot illamående: Ingefära används i olika traditionella medicinska system för att lindra illamående och magbesvär. Moderna kliniska studier har visat att ingefära kan vara effektivt för att minska symtomen på sjösjuka, morgonillamående och illamående i samband med kemoterapi.

Kamomill: I århundraden har kamomill uppskattats inom traditionell medicin för sina lugnande och antiinflammatoriska egenskaper. Moderna studier har visat att kamomill potentiellt kan hjälpa till vid behandling av ångest och sömnstörningar. Dess antiinflammatoriska och antimikrobiella egenskaper gör den också till ett populärt val inom hudvård.

Lakritsrot: I traditionell kinesisk medicin och andra traditionella medicinska system används lakritsrot för att behandla olika åkommor. Modern forskning har visat att den har antivirala och antimikrobiella egenskaper och potentiellt kan vara användbar vid behandling av magsår och luftvägssjukdomar.

Johannesört: Traditionellt användes johannesört för att behandla sår och förbättra humöret. Idag används det ofta vid behandling av mild till måttlig depression, med studier som bekräftar dess effektivitet i vissa fall.

Djävulsklo: Djävulsklo användes ursprungligen i afrikansk traditionell medicin och används nu ofta vid behandling av inflammation och smärta i samband med osteoartrit. Forskning tyder på att den har smärtstillande och antiinflammatoriska egenskaper.

Baldrianrot: Baldrianrot har länge använts inom traditionell medicin för att främja sömn och lugn, och moderna studier visar att baldrianrot kan vara effektivt som ett naturligt sömnmedel vid sömnlöshet.

Vetenskaplig forskning om sådana traditionella läkemedel ger värdefulla insikter och kan leda till utveckling av nya terapier inom modern medicin. Vikten av att bevara och förstå traditionella medicinska metoder och integrera dem i moderna terapeutiska tillvägagångssätt erkänns gång på gång.

Begränsningar och risker med traditionell medicin

Även om traditionell medicin spelar en viktig roll i läkekonstens historia och i många kulturer, har den också vissa begränsningar och risker. Det är viktigt att ta hänsyn till dessa aspekter för att säkerställa att behandlingarna är säkra och effektiva.

En av de största utmaningarna med traditionell medicin är avsaknaden av standardiserade doseringar och beredningsmetoder. Medan moderna läkemedel är föremål för rigorös kontroll och testning för att säkerställa dosering, renhet och effekt, är många folkmedicinska läkemedel varierande i sin sammansättning och koncentration. Denna variation kan leda till inkonsekventa behandlingsresultat och gör det svårt att utvärdera effekt och säkerhet.

Det finns också en risk för interaktioner med konventionella läkemedel. Många patienter informerar inte sina läkare om användningen av folkmedicinska läkemedel, vilket kan leda till farliga interaktioner. Vissa örter och naturprodukter kan försämra effekten av receptbelagda läkemedel eller öka oönskade biverkningar.

Interaktionen mellan örter, naturprodukter och receptbelagda läkemedel är en viktig fråga som ofta underskattas. Många människor antar att naturprodukter automatiskt är säkra, men så är inte alltid fallet, särskilt inte när de används tillsammans med andra läkemedel.

Vanliga exempel är johannesört, ett populärt växtbaserat läkemedel som ofta används för att behandla depression. Det kan dock störa effekten av många receptbelagda läkemedel, inklusive antidepressiva medel, p-piller och vissa hjärtmediciner. Detta beror på att johannesört ökar aktiviteten hos enzymer i levern som är ansvariga för att bryta ner många läkemedel. Detta kan leda till att dessa läkemedel bryts ned snabbare och därför blir mindre effektiva.

Ett annat exempel är vitlök, som kan påverka blodkoaguleringen. Om vitlök tas tillsammans med blodförtunnande medel som warfarin kan detta öka risken för blödningar.

Ginkgo biloba, som ofta används för att förbättra minnet och behandla demenssymtom, kan också vara problematiskt. Om det kombineras med antidepressiva läkemedel eller blodförtunnande medel kan det leda till oväntade biverkningar, t.ex. ökad risk för blödning.

Ginseng, som ofta används för att öka energin, kan påverka effekten av blodsockersänkande läkemedel och blodtrycksmediciner. Detta kan leda till farligt låga blodsocker- eller blodtrycksnivåer.

Det är också viktigt att notera att kvaliteten och renheten hos växtbaserade produkter kan variera. I vissa fall innehåller dessa produkter odeklarerade tillsatser eller o-renheter som kan medföra ytterligare risker.

Det viktigaste är att personer som tar receptbelagda läkemedel informerar sin läkare eller apotekspersonal innan de tar växtbaserade eller naturliga produkter. Detta gör det möjligt för vårdgivaren att utvärdera potentiella interaktioner och ge lämpliga rekommendationer. Detta är viktigt för att säkerställa att behandlingen är både säker och effektiv.

En annan risk är kvaliteten och renheten hos de substanser som används. Traditionella medicinska produkter omfattas ofta inte av samma rättsliga standarder som konventionella läkemedel. Kontaminering, förfalskning eller felaktig märkning kan utsätta patienter för okända risker.

Ett av de största problemen är kontaminering. Traditionella produkter kan vara förorenade med tungmetaller, bekämpningsmedel eller andra giftiga ämnen, vilket kan utgöra allvarliga hälsorisker. Dessa föroreningar kan uppstå på grund av felaktiga odlings-, skörde- eller bearbetningsmetoder. Exponering för sådana föroreningar, särskilt under långa tidsperioder, kan leda till en rad hälsoproblem, från akuta förgiftningssymptom till långtidseffekter som organskador eller cancer.

Ett annat problem är förfalskning. Vissa tillverkare tillsätter medvetet farmaceutiska substanser i sina produkter för att öka deras effektivitet. Dessa förfalskningar är inte bara olagliga utan också farliga, eftersom de tillsatta ämnena kan orsaka oväntade eller allvarliga biverkningar, särskilt om användaren redan tar andra mediciner.

33

Felmärkning är också ett allvarligt problem. I vissa fall är de ingredienser som anges på etiketten ofullständiga, vilseledande eller direkt falska. Detta kan vara särskilt problematiskt för konsumenter som är allergiska mot vissa ämnen eller tar specifika mediciner som kan interagera med vissa örter. Felaktig märkning kan därför inte bara försämra produktens effektivitet, utan också leda till farliga hälsokomplikationer.

Det finns också ett problem med otillräckliga vetenskapliga bevis för många traditionella medicinska metoder. Även om vissa traditionella läkemedel har undersökts i vetenskapliga studier och deras effekt har bekräftats, saknar en stor del av dem sunda kliniska bevis. Detta betyder inte nödvändigtvis att dessa medel är ineffektiva, utan att deras effekter inte har undersökts och förståtts grundligt.

Det finns också en risk för feldiagnostisering och att man avstår från konventionell behandling. Ibland tar människor enbart till folkmedicinska lösningar, även för allvarliga eller progressiva tillstånd där tidig konventionell medicinsk behandling skulle vara avgörande. Detta kan leda till försämrad hälsa och missade diagnosmöjligheter.

För att minimera dessa risker är det viktigt att behandlarna är medvetna om begränsningarna och de potentiella farorna och använder traditionell medicin som ett komplement till, inte som ett substitut för, konventionell medicin. Dessutom är öppen kommunikation mellan patienter och deras vårdgivare om alla behandlingsformer som används avgörande för att säkerställa en säker och effektiv hälso- och sjukvård.

Regionala rättsmedel och deras tillämpning

Folkmedicinens regionalitet är ett fascinerande ämne, eftersom traditionell medicin utvecklas från lokala förhållanden, de resurser som finns tillgängliga där och en regions kulturhistoria. Folkliga läkemedel återspeglar ofta ett samhälles förhållande till sin naturliga miljö och utnyttjar de helande egenskaperna hos växter, mineraler och andra resurser som finns i deras lokala miljö.

På landsbygden och i avlägsna områden, där tillgången till modern medicinsk vård kan vara begränsad, spelar folkmedicin en särskilt viktig roll. De är ofta resultatet av århundraden av observation och erfarenhet av den lokala floran och faunan och förs vidare från generation till generation. Dessa läkemedel är djupt rotade i den lokala kulturen och återspeglar inte bara medicinsk kunskap, utan även andliga och sociala aspekter av samhället.

Till exempel använder människor i bergsområden ofta växter som växer på högre höjder och har speciella egenskaper på grund av de extrema väderförhållandena och jordsammansättningen. I kustområden används å andra sidan ofta alger och havsväxter, som är rika på mineraler och sägs ha speciella läkande egenskaper.

Mångfalden av folkmedicinska lösningar är enorm och varierar kraftigt beroende på geografiskt läge, klimat och biologisk mångfald i en region. I tropiska områden finns det till exempel en mängd olika medicinalväxter och örter som används inom traditionell medicin, medan man i ökenområden ofta använder medicinalväxter som är anpassade till extrem torka.

Dessutom återspeglar folkmedicin ofta det historiska och kulturella arvet i en region. I många kulturer är traditionella läkningsmetoder nära kopplade till religiösa och andliga övertygelser, och läkning uppfattas inte bara som en fysisk utan också som en andlig process.

I Asien är healingmetoderna mycket varierande och djupt rotade i kulturella traditioner, med allt från uråldriga metoder till moderna tekniker. Den holistiska synen på hälsa, där kropp, sinne och själ ses som ett integrerat system, är särskilt slående. I Kina, till exempel, har traditionell kinesisk medicin utvecklats till att omfatta akupunktur, örtmedicin, Tuina-massage och Qi Gong och baseras på begreppet Qi, eller livsenergi. Här ses obalanser i qi-flödet som orsaken till sjukdom.

I Indien har Ayurveda utvecklat ett liknande omfattande system som bygger på harmonisering av kropp, själ och miljö och inkluderar olika behandlingsformer som näringsterapi, örtmedicin, yoga och meditation. Ayurveda klassificerar individer enligt dosha-typer och terapierna anpassas därefter.

Japans Kampo-medicin, en anpassning av traditionell kinesisk medicin, erbjuder ett unikt tillvägagångssätt som främst fokuserar på örtterapier och lägger mindre vikt vid akupunktur. Kampo-diagnostik betonar noggrann undersökning av patienten och inkluderar metoder som tung- och pulsdiagnostik.

Korea har däremot utvecklat sin egen form av traditionell medicin, som tar upp element från den kinesiska medicinen, men som också innehåller egna tekniker som handakupunktur, där handen ses som en representation av hela kroppen. Korea har också ett distinkt system för örtmedicin.

Slutligen är thaimassage, som kombinerar tryckpunktstekniker med yogaliknande sträckningar och syftar till att balansera kroppens energikanaler, känd i Thailand. Användningen av medicinska örter spelar också en viktig roll här.

Dessa asiatiska läkningsmetoder används både för förebyggande hälsoåtgärder och för att behandla specifika sjukdomar och har bevisat sin effektivitet under sin långa historia av användning. På senare tid har de också blivit alltmer erkända och populära i västvärlden, eftersom allt fler människor vänder sig till en integrativ syn på hälso- och sjukvård.

Traditionell medicin från Asien

Asien anses vara ett centrum för traditionell medicin av historiska, kulturella och geografiska skäl. Denna region i världen har en lång historia och en djupt rotad kulturell tradition som har utvecklats under tusentals år. Traditionell medicin i Asien återspeglar detta rika historiska och kulturella arv och är djupt rotad i vardagliga livsstilar, religiösa övertygelser och filosofiska idéer.

En viktig orsak till Asiens centrala roll inom traditionell medicin är den långa, oavbrutna historien av medicinsk praxis i regionen. System som traditionell kinesisk medicin och ayurveda har tusentals år på nacken. Dessa system har kunnat utvecklas och förfinas under långa tidsperioder utan att förändras i grunden av stora störningar som krig eller kolonisering. Under denna tid skrevs omfattande medicinska texter och behandlingsprotokoll, som fortfarande ligger till grund för praxis idag.

Mångfalden och rikedomen på naturresurser i Asien spelar också en viktig roll. Kontinenten har en enorm biologisk mångfald, vilket har lett till en omfattande arsenal av medicinska örter och växter. Dessa naturresurser har legat till grund för utvecklingen av komplexa system för örtmedicin, som är en central komponent i många traditionella medicinska metoder i Asien.

Dessutom är de filosofiska och andliga traditionerna i Asien, såsom taoism, buddhism och hinduism, nära kopplade till begreppen inom traditionell medicin. Dessa religioner och filosofier betonar harmonin mellan människa och natur samt vikten av balans och helhet. Dessa synsätt har i hög grad påverkat utvecklingen av och principerna för traditionella medicinska system.

Slutligen har även social och kulturell acceptans ett betydande inflytande. I många asiatiska länder är traditionell medicin djupt integrerad i sjukvårdssystemet och används ofta som en kompletterande eller alternativ behandling till västerländska medicinska metoder. Denna integration har bidragit till att bevara och främja traditionell medicinsk kunskap.

Alla dessa faktorer - den långa historien, de rika naturtillgångarna, de filosofiska grunderna och den sociala acceptansen - bidrar till att Asien är och förblir ett viktigt centrum för traditionell medicin.

Traditionell medicin i Asien omfattar en mängd olika metoder, filosofier och terapeutiska tillvägagångssätt som har utvecklats under tusentals år. Dessa system bygger på en djup förståelse av balansen mellan kropp, själ och miljö och använder ofta naturprodukter och holistiska metoder för att behandla och förebygga sjukdomar. De mest kända traditionella medicinska systemen i Asien är traditionell kinesisk medicin (TCM), ayurveda och traditionell koreansk medicin.

Traditionell kinesisk medicin, som har sina rötter i forntida kinesisk filosofi, ser hälsa som ett tillstånd av balans i kroppen, särskilt i flödet av vital energi, känd som Qi. TCM omfattar akupunktur, örtmedicin, tuina (en form av manuell terapi), qigong (en metod som kombinerar rörelse och andning) och näringsterapi. Diagnos inom TCM baseras ofta på bedömning av puls, tungans tillstånd och andra fysiska tecken för att upptäcka obalanser i kroppen.

Ayurveda, Indiens traditionella medicinska system, bygger på idén om tre grundläggande energityper eller doshas: Vata, Pitta och Kapha. Hälsa ses som ett tillstånd av harmoni mellan dessa doshor, kroppen, sinnet och miljön. Ayurvediska behandlingar omfattar örtmedicin, kostförändringar, massage, meditation och yoga. Ayurveda betonar förebyggande av sjukdomar och främjande av livslängd genom ett holistiskt synsätt.

Traditionell koreansk medicin delar många begrepp med TCM, men har också sina egna unika metoder och teorier. Den omfattar akupunktur, moxibustion (en terapi där drabbade delar av kroppen behandlas med upphettade örter), koreansk örtmedicin och specialiserade manuella terapier.

Trots sin popularitet och djupa historiska rötter möter dessa traditionella medicinska system ofta utmaningar i den moderna medicinska världen. Även om många människor drar nytta av deras behandlingar finns det farhågor om standardisering, vetenskaplig validering och säkerhet för vissa metoder. Forskning inom dessa områden blir allt viktigare i takt med att intresset för alternativa och komplementära behandlingsmetoder ökar. Integreringen av traditionella metoder i det moderna hälso- och sjukvårdssystemet kräver noggrann utvärdering och anpassning för att säkerställa både effektivitet och säkerhet för patienterna.

Inom traditionell kinesisk medicin är begreppet de fem elementen - trä, eld, jord, metall och vatten - av central betydelse. Dessa element anses vara förknippade med olika organ, känslor och fysiologiska processer. Behandlingen syftar till att balansera obalanser mellan dessa element. TCM omfattar också unika diagnostiska metoder, som tungdiagnos och pulsdiagnos, där tungans utseende och pulsens kvalitet analyseras för att få en uppfattning om patientens tillstånd.

Ayurveda betonar inte bara fysisk, utan även mental och andlig hälsa. Man ser människan som en del av ett större universum och betonar behovet av att leva i harmoni med den naturliga världen. Kosten spelar en viktig roll i Ayurveda, där livsmedel och örter väljs utifrån individuella doshas och aktuella obalanser.

Den traditionella koreanska medicinen delar många metoder med TCM, men har också utvecklat specifika behandlingsformer, som Saam-akupunktur, en teknik som fokuserar på de fem elementen och använder specifika akupunkturpunkter.

På senare tid har dessa traditionella medicinska system blivit alltmer accepterade och integrerade i västvärlden, ofta som en del av integrativ medicin som kombinerar traditionella och moderna metoder. Denna utveckling åtföljs av ett ökande antal kliniska studier som syftar till att validera effektiviteten och säkerheten hos dessa traditionella metoder.

Traditionell medicin från Afrika

Traditionell medicin i Afrika är en integrerad del av kontinentens kultur och hälso- och sjukvårdssystem. Den omfattar ett brett spektrum av metoder, botemedel och andliga riter som är djupt rotade i de olika folkens historia och traditioner. Den afrikanska traditionella medicinens mångfald återspeglar kontinentens kulturella och biologiska mångfald.

I många afrikanska samhällen uppfattas hälsa som ett tillstånd av balans som omfattar både fysiska och andliga aspekter. Sjukdom ses ofta som resultatet av en obalans eller disharmoni som kan orsakas av naturliga, sociala och andliga faktorer. Behandlingen omfattar därför inte bara fysiska medel, utan även andlig healing, ritualer och böner.

Helare, ofta kända som traditionella helare, shamaner eller medicinmän och medicinkvinnor, spelar en central roll i afrikansk traditionell medicin. De är inte bara experter på att använda medicinalväxter och andra naturläkemedel, utan fungerar också som andliga vägledare och rådgivare. Deras kunskap förs vanligtvis vidare genom muntlig tradition och praktisk utbildning.

Växtbaserade läkemedel är en viktig del av den traditionella afrikanska medicinen. Afrika, med sin rika biologiska mångfald och en lång tradition av inhemsk kunskap, erbjuder en enorm rikedom av medicinalväxter som har använts i lokal medicin i århundraden.

Traditionell afrikansk medicin bygger på kunskap och erfarenhet som har samlats in och förts vidare under generationer. I många afrikanska kulturer är det helare eller utövare av traditionell medicin som förvaltar denna kunskap. De använder en mängd olika växter och örter för att behandla ett brett spektrum av sjukdomar, från infektionssjukdomar till kroniska tillstånd.

Dessa metoder bygger inte bara på empirisk kunskap om vissa växters läkande egenskaper, utan är ofta också djupt rotade i samhällenas andliga och kulturella övertygelser. Många utövare av traditionell afrikansk medicin ser sjukdom som en obalans som inte bara påverkar kroppen, utan även individens sinne och sociala miljö. Behandlingen syftar därför ofta till att återställa en holistisk balans.

Några av de växter som ofta används i traditionell afrikansk medicin har nu också fått internationell uppmärksamhet. Exempelvis uppskattas rooibos (Aspalathus linearis), som ursprungligen kommer från Sydafrika, världen över för sina antioxidativa egenskaper. På samma sätt används växten Artemisia annua, som används inom traditionell kinesisk medicin, i delar av Afrika för behandling av malaria efter att man upptäckt dess effektivitet mot malariapatogener.

Kontinenten har en rik flora och många växter uppskattas för sina medicinska egenskaper. Dessa växter används för att behandla ett brett spektrum av åkommor, från enkla åkommor till komplexa sjukdomar. I vissa fall har vetenskaplig forskning bekräftat effektiviteten hos dessa traditionella läkemedel.

Här är några exempel:

Aloe vera: Aloe vera är känd för sina lugnande, läkande och återfuktande egenskaper och används i många afrikanska kulturer för att behandla hudproblem som brännskador, sår och utslag.

Rooibos (Aspalathus linearis): Rooibos kommer ursprungligen från Sydafrika och är känd för sina antioxidativa egenskaper. Det dricks ofta som örtte och har antiinflammatoriska och potentiellt cancerförebyggande effekter.

Djävulsklo (Harpagophytum procumbens): Används inom traditionell medicin för att lindra smärta, särskilt vid ledbesvär som artrit, och för att behandla matsmältningsbesvär.

Baobab (Adansonia): Baobabträdet, som ofta kallas "livets träd", ger frukter som är rika på C-vitamin, kalcium, järn och fibrer. Baobabträdets frukter och blad används traditionellt för att behandla astma, diarré, feber och andra sjukdomar.

Afrikansk malört (Artemisia afra): Inom traditionell medicin används denna växt för att behandla hosta, förkylning och influensa. Dess släkting, Artemisia annua, används för att behandla malaria.

Umckaloabo (Pelargonium sidoides): Denna sydafrikanska växt används ofta för att behandla luftvägsinfektioner och bronkit. Studier tyder på att den har antivirala och antibakteriella egenskaper.

Afrikansk ringblomma (Calendula officinalis): Traditionellt använd för sina läkande egenskaper vid hudproblem, sår och inflammation.

Colanöt (Cola nitida och Cola acuminata): Används ofta i Västafrika och är känd för sina stimulerande egenskaper på grund av koffeininnehållet och används traditionellt för att öka energin och behandla huvudvärk.

Morinda lucida: Används i Västafrika för att behandla malaria och feber.

Yohimbe (Pausinystalia yohimbe): Barken från detta träd, som finns i Central- och Västafrika, används traditionellt för att behandla sexuell dysfunktion och är känt för sina afrodisiakala egenskaper.

Moringa Oleifera: Även känt som "mirakelträdet", används i många delar av Afrika. Moringaträdets blad, frön och rötter är rika på vitaminer, mineraler och antioxidanter. De används för att stärka immunförsvaret, behandla anemi, artrit och som en allmän tonic.

Afrikansk pelargon (Pelargonium sidoides): Används ofta för att behandla luftvägssjukdomar, bronkit och tonsillit. Den tros också ha antivirala och antibakteriella egenskaper.

Hoodia Gordonii: En typ av kaktus som traditionellt använts av San Bushmännen i Kalahariöknen som aptitdämpare och törstsläckare. Hoodia används ofta i dietprodukter idag.

Senna Alexandrina: Känd för sin laxerande effekt och används traditionellt för att behandla förstoppning.

Afrikansk djävulsklo (Harpagophytum procumbens): Används för att lindra smärta och inflammation, särskilt vid ledbesvär som artrit.

Warburgia Ugandensis: Används ofta för att behandla malaria, astma och som ett antimikrobiellt medel.

Afrikansk sömnsjukeväxt (Craibia zimmermannii): Traditionellt använd för att behandla sömnsjuka.

Bitter melon (Momordica charantia): Känd för sina antidiabetiska egenskaper och används för att sänka blodsockernivån.

Jatropha Curcas: Traditionellt använd för att behandla mag- och tarmsjukdomar och för att läka sår.

Neem (Azadirachta indica): Neem kommer ursprungligen från Indien, men är utbredd i många delar av Afrika och uppskattas för sina antiseptiska, antivirala och svampdödande egenskaper.

Förutom växtbaserade läkemedel används även andra material som animaliska produkter, mineraler och symboliska föremål för läkande ändamål inom traditionell afrikansk medicin. Urvalet och beredningen av dessa läkemedel baseras ofta på komplex kunskap och kulturella övertygelser.

Traditionell afrikansk medicin är inte begränsad till växtbaserade läkemedel, utan omfattar också en mängd andra material som animaliska produkter, mineraler och symboliska föremål som används för helande ändamål. Dessa metoder är djupt rotade i de olika samhällenas kulturella övertygelser och traditioner och återspeglar en holistisk förståelse av hälsa och sjukdom.

I många afrikanska kulturer används delar av djur som ben, organ, fett och blod som medicin. Dessa material används ofta för specifika ändamål, t.ex. för att stärka, behandla inflammation eller lindra smärta. I vissa traditioner tror man att vissa djur har speciella krafter eller egenskaper som kan vara till hjälp vid behandling av sjukdomar.

Olika mineraler och jordarter används också inom traditionell medicin. De bearbetas ofta till läkemedel i pulverform eller används på andra sätt i behandlingen. Mineralerna används dels på grund av sina förmodade fysikaliska egenskaper, dels på grund av sin symboliska betydelse.

Användningen av symboliska föremål, ritualer och ceremonier spelar en viktig roll i många afrikanska healingtraditioner. Det kan handla om att använda speciella amuletter, talismaner eller andra föremål för att ge skydd eller healing. Ritualer och ceremonier, som ofta utförs av traditionella helare eller shamaner, kan vara en del av läkningsprocessen och syftar till att behandla både kropp och själ.

Urvalet och beredningen av dessa botemedel baserades ofta på komplex kunskap som är djupt rotad i samhällenas historia, traditioner och kulturella sedvänjor. Dessa metoder syftar inte bara till att behandla fysiska symtom, utan tar även hänsyn till andliga, psykologiska och sociala aspekter av välbefinnande.

Det är viktigt att notera att dessa traditionella metoder och föreställningar varierar i olika regioner och samhällen och att de ofta existerar parallellt med moderna medicinska metoder. Vissa av dessa traditionella metoder kan ha stöd i vetenskaplig forskning, medan andra saknar vetenskaplig grund. Därför bör sådana behandlingar betraktas med försiktighet och med hänsyn till både traditionella och moderna medicinska perspektiv.

Trots den ökande globaliseringen och spridningen av västerländsk medicin är traditionell medicin fortfarande en viktig del av sjukvården i många afrikanska länder. Den är inte bara viktig av praktiska skäl, eftersom den ofta är den enda tillgängliga eller överkomliga behandlingsformen, utan den har också en djup kulturell och andlig betydelse för människorna. Att bevara och främja denna traditionella kunskap är därför inte bara viktigt för sjukvården, utan också för Afrikas kulturella identitet och arv.

Traditionell medicin från Europa

Folklig läkekonst i Europa har också en rik och komplex historia, djupt rotad i lokala traditioner och människors förhållande till sin naturliga miljö. I Europa varierar folkmedicinen mycket från region till region, men återspeglar i allmänhet en djup kunskap om den helande kraften hos växter, mineraler och andra naturresurser, i kombination med metoder som härrör från lokala traditioner och trossystem.

I många delar av Europa var folkmedicinen nära kopplad till den årliga cykeln och de tillhörande festivalerna. Till exempel samlades vissa örter in vid speciella tidpunkter, som sommarsolståndet, då man trodde att de var särskilt effektiva. Kunskap om medicinalväxter och deras användning överfördes ofta muntligt från en generation till nästa, där kvinnor, särskilt barnmorskor och så kallade "kloka kvinnor", ofta var bärare av denna kunskap.

I Europa har örtmedicin alltid spelat en central roll i den traditionella medicinen. Örter som kamomill, pepparmynta, lavendel och johannesört är inte bara kända för sina medicinska egenskaper, utan har också använts i olika kulturella och andliga sammanhang. Denna djupt rotade praxis återspeglar den omfattande kunskapen om växternas läkande egenskaper och deras användning inom sjukvården.

Kamomill, till exempel, uppskattas för sina lugnande och antiinflammatoriska egenskaper och används för o-lika åkommor som gastrointestinala problem eller för avslappning vid stress och sömnstörningar. Pepparmynta används ofta mot matsmältningsproblem och huvudvärk, medan lavendel är känd för sina lugnande effekter och ofta används för att lindra ångest. Johannesört används främst för att behandla mild till måttlig depression.

Förutom sina medicinska egenskaper spelade dessa örter också en viktig roll i olika ritualer och användes som skyddsformler. Lavendel, till exempel, uppskattades inte bara för sin doft och lugnande effekt, utan hängdes också i hus för att avvärja onda andar. Örter som gråbo användes vid rituella reningar och i skyddsamuletter.

Den traditionella kunskapen om beredning och dosering av dessa örter var avgörande för deras effektivitet. Denna kunskap omfattade vilka delar av växten som skulle användas, hur de skulle samlas in, torkas och förvaras, samt korrekt dosering och kombination av olika örter. Denna kunskap överfördes ofta muntligt från generation till generation och finns delvis dokumenterad i gamla örtaböcker.

Numera används många traditionella medicinalväxter även inom modern medicin. De aktiva ingredienserna i vissa växter har isolerats och används som bas för farmaceutiska preparat. Denna integration är en fascinerande process som visar hur gammal kunskap och modern vetenskap kan fungera tillsammans.

Ett klassiskt exempel på detta är pilbark, som innehåller salicylsyra. Denna användes som grund för utvecklingen av aspirin, ett av de mest använda smärtstillande medlen.

Ett annat exempel är ergotamin, som utvinns ur ergotsvampen och används inom medicinen för att behandla migrän och annan huvudvärk. Det välkända cancerläkemedlet paklitaxel, som ursprungligen utvanns ur barken på idegranen, visar också hur traditionella medicinalväxter kan påverka utvecklingen av moderna läkemedel.

Utvecklingen av läkemedel från traditionella medicinalväxter är dock en komplicerad process. Det krävs omfattande forskning och kliniska prövningar för att säkerställa att de aktiva ingredienserna är säkra och effektiva. Dessutom måste forskare och läkare ta hänsyn till korrekt dosering och eventuella interaktioner med andra läkemedel.

Utmaningen ligger också i att hitta balansen mellan att bevara traditionella läkningsmetoder och att tillämpa stränga vetenskapliga normer. Även om den moderna medicinen anammar många av de traditionella medicinalväxternas principer, är den angelägen om att använda dem inom en evidensbaserad ram. Detta innebär att alla medicinska interventioner, inklusive läkemedel som härrör från medicinalväxter, måste stödjas av vetenskaplig forskning och kliniska prövningar.

Örtmedicinen i Europa är därför ett levande exempel på hur traditionell kunskap och modern vetenskap kan samverka för att berika sjukvården. Det visar vikten av att bevara traditionell kunskap och behovet av att testa och komplettera denna kunskap med vetenskapliga metoder.

Men folkmedicinen i Europa har också traditionellt präglats av vidskepelse och magiska metoder. Helande ritualer, välsignelser och besvärjelser var ofta en del av läkningsprocessen. Detta återspeglade den tidens syn på att hälsa och sjukdom kunde ha andliga och övernaturliga orsaker såväl som fysiska. Denna förståelse av hälsa och sjukdom som ett samspel mellan fysiska, andliga och övernaturliga faktorer var utbredd i många kulturer och epoker.

Helande ritualer och besvärjelser: I många europeiska traditioner var ritualer och besvärjelser en integrerad del av läkningsprocessen. Dessa metoder baserades ofta på tron att sjukdomar kunde orsakas av onda andar, det onda ögat eller andra övernaturliga krafter. Helande ritualer, inklusive recitation av böner, välsignelser eller speciella besvärjelser, var avsedda att avvärja eller läka dessa negativa influenser.

Örtmedicin och amuletter: Förutom ritualer och böner spelade även naturläkemedel som örter en viktig roll. Dessa samlades ofta i kombination med vissa ritualer eller vid vissa tidpunkter (t.ex. under fullmåne) för att maximera deras effektivitet. Amuletter eller talismaner, som var märkta med vissa symboler, bars eller förvarades i hus för att främja skydd och helande.

Kloka kvinnor och helare: Det var ofta lokala helare, växtbaserade kvinnor eller så kallade "kloka kvinnor" (även kända som häxor i vissa regioner) som utförde dessa helandemetoder. De hade omfattande kunskaper om lokala medicinalväxter och traditionella läkekonster och var ofta de främsta hälsorådgivarna i landsbygdssamhällen.

Kyrkans och kristendomens roll: Den kristna kyrkan spelade också en viktig roll för den medeltida och tidigmoderna medicinen i Europa. Många läkekonster var kopplade till religiösa ritualer och tron på helgonens helande krafter. Pilgrimsfärder till heliga platser, åkallan av skyddshelgon för vissa sjukdomar och användning av invigda föremål var alla en del av läkekonsten.

Övergången till vetenskaplig medicin: Med renässansen och senare upplysningen började synen på sjukdom och hälsa att förändras. Religionens och vidskepelsens inflytande på medicinen minskade gradvis, medan empiriska observationer och vetenskaplig forskning blev allt viktigare.

Dessa historiska folkmedicinska metoder återspeglar en mångfacetterad förståelse av hälsa och sjukdom som gick långt utöver de rent fysiska aspekterna. De visar hur bristen på modern medicinsk kunskap förr kompenserades av ett komplext system av trosföreställningar och sedvänjor som tog hänsyn till både fysiska och andliga dimensioner av det mänskliga livet. Även om många av dessa sedvänjor nu anses vara föråldrade eller vidskepliga, utgör de en viktig del av kulturarvet och bidrar till förståelsen av medicinens utveckling och samhällets syn på hälsa och sjukdom.

När den moderna medicinen slog igenom på 1800- och 1900-talen började den traditionella folkmedicinen förlora i betydelse, men den levde kvar på många landsbygder. På senare tid har folkmedicinen upplevt något av en renässans i Europa på grund av ett växande intresse för naturliga och holistiska läkningsmetoder. Detta har lett till en återupptäckt och omvärdering av traditionella medicinalväxter och metoder.

Idag erkänns den europeiska folkmedicinen både som en del av vårt kulturarv och som en värdefull resurs för alternativa och komplementära läkningsmetoder. I många länder görs ansträngningar för att dokumentera denna traditionella kunskap och bevara den för kommande generationer. Samtidigt undersöks effektiviteten hos många traditionella medicinalväxter och metoder vetenskapligt i syfte att eventuellt integrera dem i modern medicinsk praxis.

Folkmedicin i Europa erbjuder därför inte bara insikter i kontinentens kulturhistoria, utan också i hur människor har förstått och tagit hand om sin hälsa under århundradena. Den står för en koppling till naturen och en holistisk syn på hälsa och välbefinnande som fortfarande är relevant idag.

Ursprungsbefolkningars healingmetoder i Amerika

Ursprungsbefolkningens healingmetoder i Nord- och Sydamerika har utvecklats under tusentals år. Dessa healingmetoder har sina rötter i de djupt rotade traditionerna och trosföreställningarna hos kontinentens olika ursprungsbefolkningar och återspeglar en nära koppling till naturen, det andliga och kosmos. De varierar kraftigt mellan de olika kulturerna och regionerna i Amerika, från inuiterna långt uppe i norr till ursprungsfolken i Sydamerika, och omfattar ett brett spektrum av metoder, ritualer och botemedel.

Ett viktigt inslag i inhemska läkekonstmetoder är användningen av medicinalväxter och naturliga ämnen. Ursprungsbefolkningens helare, som ofta kallas shamaner, medicinmän eller medicinkvinnor, har en djup kunskap om den lokala floran och faunan och deras läkande egenskaper. Många av de växter som används är nu också erkända inom modern medicin för sin effektivitet, till exempel videbark, som är en naturlig källa till salicylsyra, den aktiva ingrediensen i aspirin.

Ursprungsbefolkningens helare, t.ex. shamaner eller medicinmän och medicinkvinnor, är ofta de som förvaltar denna kunskap. De känner inte bara till egenskaperna hos och användningsområdena för olika växter och naturliga substanser, utan förstår också vikten av rituella och andliga aspekter vid läkning. Dessa healers ser ofta hälsa och sjukdom som en del av ett holistiskt system som omfattar såväl fysiska som andliga och miljömässiga faktorer.

Videbark är ett enastående exempel på hur traditionell kunskap har banat väg för viktiga upptäckter inom modern medicin. Pilbark har använts i århundraden av olika kulturer för sina smärtlindrande och antiinflammatoriska egenskaper. Den moderna medicinen har bekräftat och utvecklat denna traditionella användning genom att isolera salicylsyra, den aktiva ingrediensen i videbark. Denna upptäckt ledde till utvecklingen av aspirin, ett av de mest kända och mest använda läkemedlen i världen.

Denna typ av kunskapsöverföring är dock bara toppen av isberget. Många växter och naturliga ämnen som används av ursprungsbefolkningar är fortfarande i stort sett outforskade av vetenskapssamhället. Här finns en enorm potential för framtida medicinska upptäckter och innovationer. Forskning om dessa resurser kräver dock ett respektfullt förhållningssätt till ursprungsbefolkningens kunskap och kultur samt en rättvis och etisk fördelning av de fördelar som uppstår.

Utmaningen är att bevara och respektera ursprungsbefolkningarnas traditionella kunskaper och samtidigt utforska möjligheterna att integrera dem i modern medicinsk forskning och praxis. Detta förutsätter ett samarbete som bygger på ömsesidig respekt, rättvisa och erkännande av ursprungsbefolkningarnas rättigheter. Det är också viktigt att öka medvetenheten om vikten av att bevara den biologiska mångfalden, eftersom den utgör grunden för traditionell kunskap om medicinalväxter och naturliga ämnen.

Läkningsmetoderna omfattar inte bara fysiska aspekter av läkning, utan även andliga och psykologiska element. Ritualer, böner, sånger och danser är ofta en integrerad del av helandet, baserat på tron att sjukdom inte bara påverkar kroppen, utan också sinnet och själen. Många inhemska läkningsmetoder syftar till att återställa en balans mellan dessa aspekter.

En annan central aspekt är den nära kopplingen till samhället och miljön. Läkning ses ofta som en process som inte bara omfattar individen, utan hela samhället och dess relation till naturen. Detta holistiska synsätt återspeglar de djupa filosofiska och andliga övertygelser som finns inbäddade i de amerikanska ursprungsbefolkningarnas kulturer.

Helarens roll är särskilt viktig i dessa kulturer. Ursprungsbefolkningens helare är ofta högt respekterade medlemmar av sina samhällen som inte bara är medicinska utan också andliga ledare. Deras kunskap förvärvas vanligtvis genom långa år av lärlingsskap och ofta genom andliga upplevelser eller visioner.

De traditionella läkningsmetoderna hos inuiterna, som lever i de isiga och utmanande miljöerna i Arktis, är djupt rotade i deras kultur och levnadssätt. I en region där tillgången till växter är begränsad och klimatet extremt har inuiterna utvecklat unika metoder för att hantera hälsoproblem som i hög grad bygger på utnyttjande av tillgängliga resurser. Deras medicin baseras huvudsakligen på delar av de djur de jagar - såsom fett, kött, ben och slaktbiprodukter. Till exempel används sälolja ofta för hudbehandlingar och för att stärka immunförsvaret på grund av dess rika vitaminer.

Förutom användningen av animaliska produkter har inuiterna också utvecklat speciella manuella terapitekniker. Dessa omfattar massage och andra fysiska behandlingar, ofta i kombination med värmebehandlingar som applicering av varma stenar för att lindra muskelsmärta och andra åkommor. Dessa fysiska tekniker kompletteras av en djup kunskap om kostens effekter på hälsan. Inuiternas traditionella kost, som är rik på proteiner och fetter, är en viktig del av deras hälsosystem.

En annan viktig aspekt av inuitmedicin är införlivandet av andliga och psykologiska element. Andliga helare, så kallade angakoks, spelar en central roll i samhället och är högt värderade för sina färdigheter inom andlighet, psykologi och medicin. Deras metoder omfattar ritualer och ceremonier som syftar till att främja och upprätthålla mentalt och andligt välbefinnande.

Med tiden har inuiterna anpassat sig till moderna förändringar genom att kombinera traditionella metoder med modern medicin. Denna sammansmältning av gamla traditioner med nya metoder visar hur flexibel och motståndskraftig den inuitiska kulturen är. Inuitmedicin är således ett bevis på hur ursprungsbefolkningar använder och tolkar sin omgivning för att utveckla hälsometoder som påverkar både kropp och själ, samtidigt som de är nära knutna till sin miljö. Denna djupa och holistiska förståelse av hälsa gör inuiternas traditionella medicin till en integrerad och fascinerande del av världens medicinska arv.

Traditionell medicin i Sydamerika är å andra sidan ett rikt och mångsidigt område som är djupt rotat i kontinentens olika kulturer. I Sydamerika, en region med stor biologisk mångfald och en lång historia av ursprungsbefolkningar, har unika medicinska traditioner utvecklats under århundradena, som omfattar både fysiska och andliga aspekter av läkning.

Den traditionella sydamerikanska läkekonstens metoder och föreställningar kännetecknas av människornas nära koppling till naturen och miljön. Många helande traditioner är djupt sammanflätade med andliga övertygelser, där shamaner eller helare ofta spelar en central roll. Dessa healers är inte bara kända för sin kunskap om de medicinska egenskaperna hos växter och andra naturliga ämnen, utan också för sin förmåga att kommunicera och interagera med andliga världar för att åstadkomma läkning och balans.

Användningen av den lokala floran för medicinska ändamål är en central del av dessa traditioner. I Sydamerika finns en enorm mångfald av växtarter, varav många har unika medicinska egenskaper. Till exempel har barken från cinchonaträdet, som är källan till kinin, använts i århundraden för att behandla malaria. Andra växter, t.ex. ayahuasca, en hallucinogen växt, används i rituella sammanhang för att underlätta andliga upplevelser eller behandla psykiska åkommor.

Förutom örtmedicin omfattar traditionell sydamerikansk medicin också metoder som energihealing, reningsritualer och användning av helande sånger och danser. Dessa metoder är inte bara avsedda att läka kroppen, utan också att främja mentalt och andligt välbefinnande.

Med tiden har dessa traditionella läkningsmetoder utvecklats och anpassats till moderna förhållanden. Många sydamerikanska länder har börjat integrera delar av den traditionella medicinen i sina sjukvårdssystem, och praktiserar dem ofta parallellt med modern västerländsk medicin. Detta integrativa tillvägagångssätt återspeglar erkännandet av värdet av traditionella läkningsmetoder och ger ett mer holistiskt synsätt på hälso- och sjukvård.

Traditionell sydamerikansk medicin ger en fascinerande inblick i hur ursprungsbefolkningar har använt sin omfattande kunskap om naturen och den andliga världen för att utveckla hälsopraxis som riktar sig till hela människan - kropp, själ och ande. Den utgör en ovärderlig del av det globala medicinska arvet och erbjuder värdefulla insikter och metoder för hälso- och sjukvård över hela världen.

Den indianska folkmedicinen, som utövas av ursprungsbefolkningarna i Nordamerika, är ett mångfacetterat system som kombinerar fysiska, andliga och psykologiska aspekter och bygger på en djup förståelse av naturen och dess förhållande till människan. Denna traditionella medicin är en integrerad del av den kulturella identiteten och arvet hos de olika indianstammarna.

Ett av de utmärkande dragen i den indianska medicinen är dess holistiska syn på hälsa och sjukdom. Den bygger på uppfattningen att hälsa är ett tillstånd av balans som påverkas av både fysiska och andliga faktorer. Sjukdom ses ofta som resultatet av en obalans eller störning av denna harmoni. Helande innebär därför inte bara behandling av symtom, utan också att återställa balansen i individens kropp och själ, samt att harmonisera med omgivningen och den andliga världen.

Medicinalväxter spelar en central roll i den indianska medicinen. Kunskapen om olika växters egenskaper och användningsområden går i arv från generation till generation och utgör ryggraden i den medicinska praktiken. Dessa växter värderas inte bara för sina fysiska läkande krafter, utan också för sina andliga egenskaper. De används i en mängd olika former, inklusive teer, salvor, tinkturer och rök. De används inte bara för att behandla sjukdomar, utan också för förebyggande, rening och skydd.

Förutom örtmedicin spelar ritualer och ceremonier en viktig roll i den indianska medicinen. Dessa andliga praktiker, som ofta leds av shamaner eller medicinmän och medicinkvinnor, omfattar sånger, danser, böner och andra ceremoniella handlingar. Syftet är att förbättra det mentala och känslomässiga välbefinnandet, stärka kopplingen till den andliga världen och åstadkomma läkning på en djupare, ofta helig, nivå.

En annan aspekt av indiansk medicin är vikten av gemenskap och social sammanhållning. Läkning ses ofta som en kollektiv process där hela samhället deltar. Det kan handla om stöd från familj och vänner, kollektiva ritualer eller utbyte av kunskap om helande.

Den indianska medicinen har anpassats och utvecklats över tid, men är fortfarande nära knuten till traditionella värderingar och metoder. Idag upplever den en renässans eftersom det finns en växande medvetenhet om vikten av holistiska och naturliga läkningsmetoder. Många av den indianska medicinens begrepp och metoder införlivas i moderna holistiska synsätt på hälsa, vilket bidrar till en djupare förståelse av sambandet mellan människa, natur och ande. Det representerar en rik och mångsidig medicinsk tradition som inte bara har historiskt värde, utan också förblir relevant i modern sjukvård.

I den moderna världen står dock den inhemska läkekonsten inför utmaningar. Den pågående erosionen av inhemska kulturer och livsmiljöer, förändringar i miljön och förlusten av traditionell kunskap hotar dessa urgamla läkningsmetoder. Samtidigt finns det ett växande intresse för och uppskattning av dessa traditionella metoder, inte minst på grund av den ökande medvetenheten om den moderna medicinens begränsningar och intresset för alternativa läkningsmetoder.

De amerikanska ursprungsbefolkningarnas healingmetoder är därför ett levande vittnesbörd om ursprungsbefolkningarnas kulturella mångfald och djupa kunskap. De erbjuder unika insikter om sambanden mellan människor, natur och kosmos och är en viktig källa för att förstå alternativa läkningsmetoder. Att bevara dem och integrera dem i moderna läkekonster kan inte bara bidra till hälsovården, utan också till bevarandet av det rika

kulturarv som ursprungsbefolkningarna i Amerika be-
sitter.

Ursprungsbefolkningens läkningsmetoder i Australien

Ursprungsbefolkningens healingmetoder i Australien, ofta
kallade "Bush Medicine", härstammar från Australiens abo-
riginer, vars kultur är en av de äldsta i världen. Dessa heal-
ingmetoder är djupt rotade i aboriginernas komplexa för-
hållande till marken, deras andlighet och deras gamla tra-
ditioner.

De läkande metoderna hos de länge isolerade aboriginerna
är nära kopplade till deras förståelse av land och natur. De
betraktar jorden och dess element inte bara som källan till
liv, utan också som en central del av deras andliga och kul-
turella arv. Denna nära koppling till landet återspeglas i
deras omfattande kunskap om de helande egenskaperna
hos den australiska floran och faunan.

Medicinalväxter spelar en avgörande roll i traditionell abo-
riginsk medicin. De använder en mängd olika växter för
medicinska ändamål - från blad och bark till frukter och
frön. Dessa växter används ofta i olika former, antingen
som extrakt, salvor, infusioner eller ångor. Några välkända
exempel är användningen av eukalyptusblad för att be-
handla förkylningar och luftvägssjukdomar eller använd-
ningen av vissa trädbarr för deras antiseptiska egenskaper.

Förutom medicinalväxter fäster aboriginerna stor vikt vid
de andliga och rituella aspekterna av healing. Helare, ofta
kallade "ngangkari", är högt värderade i samhället och är
kända för sin förmåga att kommunicera med andliga

varelser för att behandla sjukdomar. Dessa healers använder en kombination av fysiska tekniker, som massage och tryckpunkter, och andliga metoder, som att sjunga traditionella sånger och utföra ritualer, för att främja välbefinnande och bota sjukdomar.

Ngangkari spelar också en viktig roll för att upprätthålla den känslomässiga och sociala balansen i sitt samhälle. De är inte bara helare i fysisk bemärkelse, utan också bevarare av kulturell kunskap och andliga vägledare. Deras metoder överförs vanligtvis muntligt och är djupt rotade i historien och traditionerna i deras respektive samhällen.

Under senare år har intresset för traditionella aboriginska läkningsmetoder ökat. Många moderna läkare och forskare inser värdet av denna urgamla kunskap och söker efter sätt att integrera den i modern hälsovård. Det finns allt fler initiativ som syftar till att dokumentera och bevara aboriginernas kunskap, liksom program som kombinerar traditionella och moderna läkningsmetoder.

Ursprungsbefolkningens healingmetoder i Australien erbjuder därför inte bara fascinerande insikter i en av världens äldsta kulturer, utan representerar också en holistisk syn på hälsa och välbefinnande som kombinerar fysiska, känslomässiga, andliga och samhälleliga aspekter. De är en viktig del av det aboriginska kulturarvet och har potential att ge ett värdefullt bidrag till den moderna sjukvården.

Traditionell medicin från Ryssland

Traditionell rysk medicin har sina egna unika egenskaper och bygger på en lång historia av folkliga läkningsmetoder och praxis. Denna medicinska tradition präglas starkt av de naturliga och kulturella förhållandena i Ryssland.

En av grundtankarna i traditionell rysk medicin är användningen av naturläkemedel. Växtbaserad medicin spelar en viktig roll, med en mängd olika växter och örter som används för sina läkande egenskaper. Dessa örter används ofta i teer, tinkturer eller salvor för att behandla en rad olika åkommor. Några vanliga örter är kamomill, johannesört och pepparmynta.

En annan karakteristisk egenskap hos traditionell rysk medicin är användningen av bastur, kända som "banya". Banya används inte bara som en plats för avkoppling, utan också för terapeutiska ändamål. Växlingen mellan varm ånga och kallt vatten sägs stimulera blodcirkulationen, stärka immunförsvaret och hjälpa till att avgifta kroppen. Denna process kombineras ofta med användning av kvastar av björk eller ek, så kallade "veniks", som används för att stimulera huden och förbättra cirkulationen.

Koppning är en annan metod som används i rysk folkmedicin. Glasögon placeras på vissa delar av kroppen för att skapa ett negativt tryck. Denna metod sägs främja blodcirkulationen och används för att behandla smärta och olika sjukdomar.

Utöver dessa metoder finns det en mängd olika ritualer och metoder för helande som går i arv från generation till generation. Dessa kan omfatta böner, besvärjelser och användning av symboler som är förankrade i tron att de kan lindra eller bota sjukdomar.

Kost spelar en viktig roll i traditionell rysk medicin. Man tror att vissa livsmedel har läkande egenskaper och kan hjälpa till att balansera kroppen. Till exempel uppskattas fermenterade livsmedel som surkål och kvass (en fermenterad dryck gjord på bröd) för sina probiotiska egenskaper och för att stödja matsmältningshälsan. Honung, bär och nötter är också populära ingredienser i den traditionella kosten och uppskattas för sina näringsrika och läkande egenskaper.

Ett annat inslag i traditionell rysk medicin är användningen av helande lera och mineralvatten. Ryssland har många naturliga källor och gyttjebad som används för terapeutiska ändamål. Dessa naturresurser används traditionellt för att behandla hudsjukdomar, muskel- och ledproblem samt för allmän återhämtning och regenerering.

Fysioterapi har också en fast plats i traditionell rysk medicin. Metoder som massage, rörelseterapi och manuell terapi används för att behandla fysiska åkommor och främja allmänt välbefinnande. Dessa metoder används ofta i kombination med andra traditionella behandlingsmetoder som banya eller örtmedicin.

Det är också värt att notera att traditionell rysk medicin har ett holistiskt synsätt. Det innebär att fokus inte bara ligger på att behandla specifika symtom, utan på att harmonisera hela kroppen och sinnet. Känslomässigt och andligt välbefinnande anses vara lika viktigt som fysisk hälsa.

Slutligen är överföringen och spridningen av kunskap om dessa traditionella metoder en viktig aspekt. Många av metoderna och recepten förs vidare från generation till generation inom familjerna, där äldre familjemedlemmar för vidare sina kunskaper och erfarenheter till de yngre.

Sammantaget erbjuder traditionell rysk medicin en fascinerande blandning av historiska metoder, naturläkemedel och en holistisk syn på hälsofrämjande åtgärder som är djupt rotade i rysk kultur och historia.

Traditionell nordisk medicin

Nordisk folkmedicin är djupt rotad i traditionerna och kulturen i de nordiska länderna, såsom Sverige, Norge, Danmark, Finland och Island. Denna medicinska tradition har utvecklats under århundraden och kännetecknas starkt av den nära relationen mellan dessa kulturer och naturen och deras landskap.

Örter och naturläkemedel spelar också en central roll i nordisk folkmedicin. Växter som kvanne, johannesört och valeriana har traditionellt använts för att behandla en mängd olika åkommor. Dessa medicinalväxter bereddes ofta till te, tinkturer eller salvor. Kunskapen om dessa växters läkande egenskaper överfördes ofta muntligt genom generationer, vilket speglar en djup förståelse för de lokala ekosystemen och deras resurser.

Ett annat slående inslag i nordisk folkmedicin är användningen av bastur. I till exempel Finland är bastun inte bara en plats för avkoppling, utan också en traditionell plats för fysisk och mental läkning. Värme och ånga i kombination med aromatiska växter som björkris används för att rena och vitalisera kropp och själ.

Ritualer och andliga praktiker spelade också en viktig roll i den nordiska folkmedicinen. Det handlade ofta om böner, besvärjelser och användning av symboler och amuletter för att främja hälsa och välbefinnande. Dessa aspekter av nordisk folkmedicin återspeglar den djupt rotade tron och andligheten i dessa kulturer.

Traditionen och utövandet av nordisk folkmedicin har förändrats över tid, särskilt med tillkomsten av modern medicin. Många av dess metoder och föreställningar lever dock kvar i de nordiska länderna, ofta i moderniserad form eller som en del av ett holistiskt synsätt på hälsofrämjande åtgärder.

Dessa traditionella läkningsmetoder ger inte bara insikter i de nordiska ländernas kulturhistoria, utan erkänns också alltmer som ett värdefullt komplement till modern medicinsk praxis. De betonar vikten av balans mellan kropp, själ och natur och återspeglar en djup respekt för den naturliga världen.

Traditionell arabisk medicin

Denna medicinska tradition sträcker sig över länder som Saudiarabien, Egypten, Marocko, Irak, Syrien och många andra och kännetecknas av en kombination av lokal läkekunskap, islamiska influenser och gamla medicinska metoder.

En av de viktigaste egenskaperna hos arabisk folkmedicin är användningen av speciella örter och naturliga ämnen. Växter som svartkummin, myrra, rökelse och aloe vera spelar en central roll i behandlingen av sjukdomar. Dessa medicinalväxter används i olika former som oljor, pastor, teer eller pulver. Kunskapen om dessa läkemedel gick ofta i arv från generation till generation, och varje läkare eller örtspecialist hade sina egna specifika kunskaper och metoder.

En annan viktig aspekt av arabisk folkmedicin är betydelsen av tro och andliga praktiker. Helande ses ofta i samband med religiösa föreställningar, och man tror att böner, andliga ritualer och tron på Gud kan bidra till helande. Detta återspeglar den djupa sammanflätningen av religion och vardagsliv i många arabiska kulturer.

Arabisk folkmedicin har också en lång tradition inom dietetik. Vikten av en balanserad kost och användningen av specifika livsmedel för att behandla och förebygga sjukdomar är centrala begrepp. Dessa metoder baseras ofta på principerna för humoral patologi, som bygger på läror från den antika grekiska medicinen och vidareutvecklades av framstående islamiska läkare som Avicenna (Ibn Sina).

Läkande metoder som koppning (hijama), en form av koppningsterapi, är också en integrerad del av traditionell arabisk medicin. Denna metod används för att behandla olika sjukdomar och bygger på idén att man genom att avlägsna "dåligt" blod kan lösa olika hälsoproblem.

I den moderna världen har många aspekter av arabisk folkmedicin fått en renässans i och med det växande intresset för alternativa läkningsmetoder och naturterapier. Samtidigt har den moderna medicinen påverkat och integrerat många metoder inom traditionell arabisk läkekonst. I den meningen är arabisk folkmedicin fortfarande ett levande och föränderligt område, som omfattar både historiska och moderna medicinska metoder och återspeglar arabvärldens djupa kulturarv.

Populära läkemedel och deras ingredienser

Populära läkemedel och deras ingredienser är kända ö-
ver hela världen för sina läkande egenskaper och värde-
sätts inom både traditionell och modern medicin. Många
av dessa läkemedel innehåller aktiva ingredienser som
är ansvariga för deras terapeutiska effekter.

Medicinska örter och växter

Medicinska örter och växter har spelat en central roll inom
medicin och hälsovård i olika kulturer runt om i världen
under tusentals år. Användningen sträcker sig från enkla
huskurer till komplexa beredningar inom örtmedicinsk
produktion. Dessa växter värderas för sina specifika aktiva
ingredienser, som kan ge lindring för en mängd olika
krämpor och sjukdomar. Användningen sträcker sig från
oralt intag, t.ex. te och tinkturer, till utvärtes bruk, t.ex. sal-
vor och oljor.

En viktig aspekt vid användning av medicinalväxter är den
djupa kunskapen om deras specifika egenskaper och an-
vändningsmetoder, som har samlats in och förts vidare un-
der generationer. Denna kunskap är inte bara viktig för att
välja rätt växter, utan också för korrekt dosering och an-
vändning för att uppnå maximal effektivitet och minimera
biverkningar.

Medicinska örter och växter har dessutom blivit en integre-
rad del av lokala traditioner och metoder i många kulturer.
De är ofta nära förknippade med andliga och rituella as-
pekter av livet och värderas inte bara för sina fysiska

72

läkande egenskaper, utan också för sina andliga och känslomässiga effekter.

I samband med modern medicin studeras många medicinalväxter alltmer vetenskapligt för att bättre förstå deras verkningssätt och utforska deras potentiella terapeutiska fördelar. I vissa fall har denna forskning lett till utveckling av nya läkemedel baserade på traditionell växtkunskap.

Användningen av medicinalväxter är en central del av traditionell medicin världen över. Många kulturer har utvecklat sina egna unika växter och metoder för att behandla hälsoproblem och främja det allmänna välbefinnandet. Här är några vanliga medicinalväxter som spelar en roll i olika traditionella medicinska system runt om i världen:

- **Ginseng**: Ginseng används ofta inom traditionell kinesisk medicin och uppskattas för sina uppfriskande och vitaliserande egenskaper. Den sägs öka energin, förbättra den mentala prestationsförmågan och stärka immunförsvaret.
- **Ingefära**: Ingefära är populär i många kulturer och används ofta för att behandla illamående, matsmältningsbesvär och för att lindra förkylningssymtom. Den har också antiinflammatoriska egenskaper.
- **Gurkmeja**: Gurkmeja används inom ayurvedisk medicin i Indien och är känd för sina kraftfulla antiinflammatoriska och antioxidativa egenskaper. Det används ofta för att behandla artrit och andra inflammatoriska tillstånd.

- **Echinacea**: Echinacea används inom den nordamerikanska ursprungsbefolkningen och är känd för sin förmåga att stärka immunförsvaret och bekämpa förkylningar och influensa.

- **Aloe vera**: Aloe vera används i många kulturer för sina hudläkande egenskaper och används utvärtes för att behandla brännskador, sår och hudirritationer.

- **Lavendel**: Lavendel är känd för sina lugnande och avslappnande egenskaper och används ofta för att lindra stress, ångest och sömnproblem.

- **Mariatistel**: Används i olika traditionella medicinska system, särskilt i Europa, för att stödja leverhälsan och behandla leversjukdomar.

- **Ginkgo Biloba**: Ginkgo används i traditionell kinesisk medicin och är känt för sin förmåga att förbättra den kognitiva funktionen och främja blodcirkulationen.

- **Pepparmynta**: Används världen över för att lindra matsmältningsbesvär, huvudvärk och för att fräscha upp andedräkten.

- **Kamomill**: Kamomill är populär i Europa och andra delar av världen och används för att lugna matsmältningskanalen och främja sömn.

- **Ringblomma (ringblomma)**: Används ofta för att behandla hudproblem och sår på grund av dess antiseptiska och läkande egenskaper.

- **Valeriana**: Valeriana är känt för sina lugnande egenskaper och används ofta för att behandla sömnstörningar och ångest.

- **Hagtorn:** Traditionellt använd inom europeisk folkmedicin för att behandla hjärt-kärlsjukdomar och främja hjärtats hälsa.
- **Lakrits (lakrits):** Används i kinesisk och europeisk örtmedicin och är känd för sin effekt på gastrointestinala problem och som ett antiinflammatoriskt medel.
- **Rölleka:** Rölleka uppskattas världen över för sin förmåga att läka sår och används också för att behandla matsmältningsbesvär.
- **Helig basilika (tulsi):** Används inom ayurvedisk medicin och anses vara en adaptogen som hjälper till att hantera stress.
- **Ashwagandha:** En annan viktig ört inom Ayurveda, känd för sina stressreducerande och stärkande egenskaper.
- **Grönt te:** Känt för sina antioxidativa egenskaper och uppskattas världen över för sina hälsofrämjande effekter.
- **Sågpalmetto:** Används ofta inom traditionell medicin för att behandla prostataproblem och urinvägsproblem hos män.
- **Djävulsklo:** Kommer ursprungligen från Afrika och används ofta för att behandla smärta och inflammation, särskilt artrit och ryggsmärta.
- **Passionsblomma:** Känd för sina lugnande och ångestdämpande egenskaper, används den ofta för att behandla sömnlöshet och nervösa tillstånd.

- **Nässla**: Används för sina antiinflammatoriska egenskaper och för att lindra allergisymtom. Den är också rik på näringsämnen och används för att främja allmän hälsa.

- **Kronärtskocka**: Känd för sina leverstödjande och matsmältningsfrämjande egenskaper och används för att behandla matsmältningsproblem och sänka kolesterolnivåerna.

- **Svart fläderbär**: Traditionellt använt för att behandla förkylning och influensa, särskilt på grund av dess diaphoretiska och antiinflammatoriska egenskaper.

- **Rhodiola Rosea (rosenrot)**: En adaptogen som används i traditionell medicin i Sibirien och Skandinavien för att minska stress och öka mental och fysisk uthållighet.

- **Maca**: **Maca är** känt inom traditionell peruansk medicin och används för sina energigivande och hormonreglerande egenskaper.

- **Neem**: Används inom Ayurveda för sina antiseptiska, antiinflammatoriska och läkande egenskaper och används vid hudproblem, tandvård och allmän avgiftning.

- **Gotu Kola**: Används i asiatisk medicin för att främja sårläkning, förbättra mental klarhet och stödja hudens hälsa.

- **Moringa**: Används ofta i traditionell afrikansk och indisk medicin tack vare sin höga näringsdensitet och antioxidativa egenskaper.

- **Kava kava:** Känd inom traditionell medicin i Stillahavsområdet, särskilt för sina lugnande och ångestdämpande egenskaper.

- **Kattklo (Uncaria tomentosa):** Kommer ursprungligen från Amazonas och används för sina immunförsvarsstärkande och antiinflammatoriska egenskaper.

- **Bockhornsklöver:** Används traditionellt inom ayurvedisk medicin för att underlätta matsmältningen och reglera blodsockernivån.

- **Gullris:** Känd för sin användning vid urinvägsinfektioner och njursten samt för sina antiinflammatoriska egenskaper.

- **Marijuana (cannabis):** Används i vissa traditionella medicinska system för sina smärtlindrande, antiinflammatoriska och lugnande egenskaper. Användningen är dock begränsad i många länder på grund av rättsliga restriktioner.

- **Svart cohosh (Cimicifuga racemosa):** Populär i traditionell nordamerikansk medicin för lindring av klimakteriebesvär och menstruationskramper.

- **Horehound (Marrubium vulgare):** Traditionellt använd för att lindra hosta och andningsbesvär och för att underlätta matsmältningen.

- **Celandine:** Används traditionellt för att behandla hudåkommor och ibland för att lindra gallblåseproblem.

- **Angelikarot (Angelica):** Används i europeisk och asiatisk traditionell medicin för att lindra matsmältningsbesvär och stärka immunförsvaret.

- **Cinquefoil**: Traditionellt använd för att behandla diarré, som blodrenare och för att läka sår.
- **Astragalus**: Används i traditionell kinesisk medicin för att stärka immunförsvaret och som en adaptogen för att minska stress.

Dessa örter visar mångfalden och komplexiteten i örtmedicin och deras betydelse inom traditionell medicin. De används på olika sätt i olika kulturer, beroende på lokala traditioner, klimatförhållanden och tillgängliga resurser. Det är viktigt att notera att användningen av medicinalväxter beror på både kulturella och individuella faktorer och att råd från yrkesverksamma är avgörande, särskilt när det gäller interaktioner med andra läkemedel eller befintliga hälsotillstånd.

Animaliska produkter i traditionell medicin

Animaliska produkter har en lång tradition inom traditionell medicin och används i olika kulturer runt om i världen. Dessa metoder, som ofta är djupt rotade i historiska och kulturella traditioner, använder olika delar av djur - från organ till ben och sekret - för terapeutiska ändamål. Användningen av animaliska produkter inom traditionell medicin bygger ofta på övertygelsen att vissa djur eller delar av djur har särskilda läkande krafter som kan hjälpa till att behandla och förebygga sjukdomar.

Här är några exempel på användning av animaliska produkter i traditionell medicin:

- **Hjorthorn**: Används i traditionell kinesisk medicin, särskilt de sammetslena hornen från unga hjortar. De anses främja benhälsan och stärka livsenergin, Qi.
- **Galle från björnar**: Särskilt galla från asiatiska svartbjörnar används i traditionell kinesisk medicin. Den innehåller ursodeoxycholsyra och används för att behandla leversjukdomar och andra åkommor.
- **Hajbrosk**: Används ibland inom alternativmedicin i hopp om att det kan hjälpa till vid behandling av cancer. De vetenskapliga bevisen för denna användning är dock begränsade.
- **Tigerben**: Används i vissa traditionella asiatiska medicinska system, även om handeln är mycket begränsad på grund av artskyddet. Tigerben har traditionellt använts för att behandla artrit och andra smärtsamma tillstånd.
- **Ormgift**: Används i vissa traditionella medicinska system för att behandla smärta och som ett antiinflammatoriskt medel.
- **Silkesmaskens kokong**: Används i traditionell kinesisk medicin för att behandla andningssjukdomar och förbättra hudens hälsa.
- **Civetolja**: Ett sekret som utvinns ur körtlarna på civetkatten används i traditionell medicin i vissa asiatiska länder.

- **Noshörningshorn**: Användes tidigare i traditionell kinesisk medicin, men är nu strängt förbjudet på grund av noshörningens kritiska bevarandestatus.
- **Grodsekret**: Används i vissa sydamerikanska traditionella medicinsystem, ofta som smärtstillande medel eller för att behandla brännskador.
- **Skal och pärlor**: Används i traditionell kinesisk medicin för att behandla olika åkommor, bland annat för att stärka skelettet och lugna sinnet.
- **Vattenbuffelhorn**: Används i vissa asiatiska länder, liknar noshörningshorn, men det finns inga vetenskapliga bevis för dess effektivitet.
- **Gamgalla**: Används i vissa afrikanska traditionella medicinska system, ofta för ritualer eller för att behandla vissa sjukdomar.
- **Sköldpaddsskal**: Används i traditionell kinesisk medicin som en källa till gelatin (gui ban), som används för att stärka skelettet och förbättra njurfunktionen.
- **Hjärna och andra organ hos djur**: Används i vissa traditionella medicinska system baserat på tron att konsumtion av vissa organ kan ge specifika hälsofördelar.
- **Svalbon**: används i traditionell kinesisk medicin som ingrediens i den berömda svalbon-soppan, som är känd för sina hälsofrämjande egenskaper.

- **Produkter från bin**: Honung, propolis, bidrott- ninggelé och bigift används i olika traditionella medicinska system för sina läkande egenskaper.
- **Kycklingfötter**: Äts i vissa asiatiska kulturer som en källa till kollagen och anses bidra till hudens hälsa och ledernas funktion.
- **Renhorn**: Används på liknande sätt som hjorthorn i vissa nordliga regioner, särskilt i traditionell sibirisk medicin.
- **Fiskolja och torskleverolja**: Används traditionellt i många kulturer för att förbättra hjärthälsan och som en källa till omega-3-fettsyror.
- **Pärlpulver**: Används i traditionell kinesisk medicin för att förbättra hudens hälsa och som lugnande medel.
- **Ambergris**: En sällsynt, vaxartad substans från kaskelotvalens matsmältningssystem som används som botemedel i traditionell medicin i vissa kulturer.
- **Krokodil**: Olja som utvinns ur krokodilhud, som används i vissa afrikanska och asiatiska kulturer för sina förmodade hudläkande och antibakteriella egenskaper.
- **Fjädrar från fåglar**: Används i vissa inhemska kulturer för helande ritualer och ceremonier, ofta i tron på deras andliga krafter.
- **Ormskinn och ormfjäll**: Används i vissa traditionella medicinska system, särskilt i asiatisk medicin, ofta i pulverform.

- **Fiskfjäll**: Används i vissa traditionella medicinska system för att behandla vissa hudsjukdomar.

- **Elfenben**: Tidigare användes elfenben inom traditionell medicin, särskilt i Asien, men handeln med elfenben är nu kraftigt begränsad och förbjuden på grund av internationella lagar om skydd av arter.

- **Mussel- och ostronskal**: Används i traditionell kinesisk medicin, ofta i pulverform, för att behandla olika åkommor.

- **Grodben**: Används i vissa kulturer som ett traditionellt botemedel, särskilt för att lindra smärta och obehag.

- **Hajleverolja**: Innehåller squalen och används i vissa traditionella medicinska system för att stödja hudens hälsa och stärka immunförsvaret.

- **Hästmjölk och hästurin**: Används i vissa traditionella medicinska system, särskilt i delar av Centralasien, för sina förmodade hälsofördelar.

- **Kycklingägg**: I vissa kulturer uppskattas kycklingägg för sina näringsämnen och sin förmodade förmåga att öka hälsa och vitalitet.

- **Fårull och fett (lanolin)**: Används i vissa traditionella medicinska system för dess hudvårdande egenskaper.

- **Fiskblåsor**: Används i traditionell kinesisk medicin för att behandla svullnad och förbättra njurfunktionen.

- **Kamelurin:** Traditionellt uppskattad i vissa delar av arabvärlden för sina påstådda medicinska egenskaper.

- **Mullvad:** I vissa traditionella europeiska medicinska system användes förr delar av mullvaden för olika medicinska ändamål.

- **Produkter av maskar och insekter:** Vissa maskar och insekter används i vissa traditionella medicinska system, ofta i torkad och pulveriserad form.

- **Torskleverolja från olika fiskar:** Traditionellt använd för sina rika omega-3-fettsyror och D-vitamin för att stärka skelettet och förbättra den allmänna hälsan.

- **Djurben och benmärg:** Används i vissa traditionella medicinska system för att göra buljonger och andra lösningar för att stärka kroppen och stödja läkning.

- **Blodiglar:** Används inom traditionell medicin för terapeutiska ändamål, särskilt inom blodigelterapi för att förbättra blodcirkulationen och behandla inflammation.

- **Sjöstjärnor och sjöborrar:** Används i vissa asiatiska medicinska system, ofta i torkad form, för att behandla olika sjukdomar.

Dessa exempel visar hur mångsidig och kulturellt djupt rotad användningen av animaliska produkter är inom traditionell medicin. Det är viktigt att ta hänsyn till etiska överväganden och skyddet av vilda djur och växter. Många av dessa metoder håller på att omprövas i den moderna världen på grund av oro över artbevarande, hållbarhet och vetenskaplig giltighet och ersätts av alternativa metoder.

Med framsteg inom medicinsk vetenskap och en bättre förståelse av sjukdomar och deras behandlingsalternativ har beroendet av traditionella läkningsmetoder minskat. Samtidigt har medvetenheten om djurens välbefinnande och etiska frågor ökat. Många traditionella metoder som involverar djurorgan eller djurprodukter har kritiserats för att vara grymma eller oetiska. Detta har lett till att många människor förkastar dessa metoder och vänder sig till mer djurvänliga alternativ. Till detta kommer skyddet av utrotningshotade arter, som är strikt reglerat av internationella lagar och avtal för att begränsa exploatering och handel med vissa animaliska produkter.

Handeln med vissa animaliska produkter, särskilt sådana som härrör från utrotningshotade arter, kan bidra till den illegala handeln med vilda djur och växter och hota den biologiska mångfalden. Dessutom är effekten och säkerheten hos många av dessa traditionella animaliska produkter inte alltid vetenskapligt bevisad, vilket väcker frågor om deras användning inom modern medicin.

Mineraler och jordarter i traditionell medicin

Mineraler och jordarter har spelat en viktig roll i den traditionella medicinen i olika kulturer under tusentals år. Dessa naturresurser används för en mängd olika hälsoändamål på grund av deras förmodade läkande e-genskaper. Användningen sträcker sig från direkt applicering på huden till förtäring, och varje kultur har utvecklat specifika traditioner och föreställningar om vissa mineralers och jordarters helande krafter.

Användningen av mineraler och jordarter inom traditionell medicin har en lång historia och är en integrerad del av många läkningssystem runt om i världen. Dessa metoder bygger på övertygelsen att vissa mineraler har specifika läkande egenskaper och kan hjälpa till att behandla en mängd olika sjukdomar. Här är några exempel:

- **Lera och helande jord**: Används traditionellt för att avgifta och rena kroppen. De kan också användas utvärtes för att behandla hudåkommor och främja sårläkning.
- **Salt**: Särskilt Himalayasalt eller havssalt används i olika kulturer för rening, för att förbättra hudens hälsa och för avslappning (t.ex. i saltbad).
- **Svavel**: Känd inom traditionell medicin för sina antibakteriella och antiinflammatoriska egenskaper. Svavel används ofta i hudvård, särskilt för behandling av akne och andra hudåkommor.
- **Bentonit**: En typ av lera som används för avgiftning och för att underlätta matsmältningen. Bentonit kan binda skadliga ämnen och används ofta i form av drycker eller som en del av reningskurer.

- **Magnesium**: Uppskattas för sina avslappnande och muskelavslappnande egenskaper. Magnesiumbad eller tillskott kan användas för att lindra muskelkramper och förbättra sömnen.
- **Kvarts**: Används som en helande sten i olika kulturer. Kvarts används ofta i energiarbete och för att främja emotionell läkning.
- **Zeolit**: En naturligt förekommande mineral som används för avgiftning och för att stödja immunförsvaret. Den anses kunna binda tungmetaller och toxiner från kroppen.
- **Guld**: Används i traditionell kinesisk och ayurvedisk medicin. Guld anses ha antiinflammatoriska och vitaliserande egenskaper och används ibland i mycket små mängder i läkemedel och hudvårdsprodukter.
- **Silver**: Kolloidalt silver är särskilt uppskattat för sina antibakteriella egenskaper och används inom alternativ medicin för att behandla infektioner.
- **Koppar**: Används inom traditionell medicin, ofta i form av armband, för att lindra symtomen vid artrit och inflammation.
- **Järnoxid**: Används ibland inom traditionell medicin för att behandla järnbrist, ofta i form av naturliga kosttillskott eller genom intag av järnrika jordar.
- **Gips (kalciumsulfat)**: Används inom traditionell kinesisk medicin för behandling av hudsjukdomar och för att lindra smärta.

- **Jade**: Värderas i vissa asiatiska kulturer för sina förmodade läkande egenskaper, särskilt för att främja läkning och avslappning.
- **Selenit**: En mineral som används inom alternativmedicin för sina renande egenskaper och för att främja mental klarhet.
- **Lapis lazuli**: En mineral som används inom traditionell medicin för sina läkande egenskaper, särskilt för att stödja immunförsvaret och förbättra den emotionella hälsan.
- **Turmalin**: Populär inom alternativmedicin för sina joniserande och energigivande egenskaper, används ofta i smycken eller som en del av helande stenuppsättningar.
- **Obsidian**: Används i vissa traditionella medicinska system som en skyddande sten och för att främja emotionell läkning.
- **Extrakt av grönt te (rikt på mineraler)**: Används inom traditionell kinesisk medicin för sina antioxidativa egenskaper och för att främja allmän hälsa.
- **Azurit**: En mineral som används inom alternativmedicin för sin förmodade förmåga att främja mental klarhet och minska stress.
- **Kalksten (kalciumkarbonat)**: Används i vissa traditionella medicinska system för att behandla gastrointestinala problem och som kalciumkälla.
- **Talk**: Används historiskt inom traditionell medicin för sin förmåga att absorbera fukt och lugna hudirritationer.

- **Basaltstenar:** Används ofta vid värmeterapi, t.ex. massage med heta stenar, för att minska muskelspänningar och främja avslappning.
- **Röd ockra (järnoxid):** Används i vissa inhemska kulturer för ceremoniella och helande ändamål, ofta i samband med andliga ritualer.
- **Magnetit:** Används inom alternativmedicin för sina påstådda magnetiska läkande egenskaper, ofta i magnetarmband eller andra smycken.
- **Kaolin:** En vit lera som traditionellt används för att behandla diarré och mag-tarmbesvär samt inom hudvård.
- **Ametist:** Används inom alternativmedicin som en helande sten för att främja avslappning och lindra stress.
- **Marmor:** Används ibland i traditionell kinesisk medicin i malet form för sina kylande egenskaper.
- **Himalayasalt:** Förutom att användas i bad används det också i saltlampor, som tros förbättra luftkvaliteten och hjälpa till att slappna av.
- **Pyrit:** Anses vara en sten som ger lycka och välstånd i vissa traditionella medicinska system, även om den inte har några kända direkta medicinska tillämpningar.
- **Barite:** Har tidigare använts inom traditionell medicin för att behandla vissa matsmältningsbesvär, men används idag sällan på grund av säkerhetsrisker.

Dessa exempel visar att mineraler och jordarter används i många olika former och för olika ändamål inom traditionell medicin.

Mineraler och jordarter används fortfarande på olika sätt inom modern och traditionell medicin. Inom den moderna medicinen är de viktiga för kosttillskott för att kompensera för mineralbrister och främja allmän hälsa. Mineraler som järn, kalcium och magnesium är här särskilt viktiga. De spelar också en roll vid medicinsk avbildning, t.ex. inom radiologi, som bariumsulfat som kontrastmedel.

Inom tandvården används mineraler i fyllningar och kronor, och fluorider används för att stärka tandemaljen och förhindra karies. Inom dermatologin finns mineraler i produkter för behandling av hudåkommor som akne och eksem, eftersom de har terapeutiska egenskaper.

Traditionella läkesystem som Ayurveda eller traditionell kinesisk medicin använder sig fortfarande av mineraler och jordarter, ofta i kombination med örter och andra naturliga ingredienser, för att behandla olika sjukdomar. Deras användning i dessa sammanhang baseras ofta på historisk och kulturell praxis, även om vetenskapliga bevis för deras effektivitet kan variera.

Inom kirurgin används vissa mineraler som titan i kirurgiska implantat och medicintekniska produkter på grund av deras biokompatibla egenskaper. Användningen av mineraler inom medicin omfattas av strikta regler, särskilt inom modern medicin, för att garantera säkerhet och effektivitet. Inom traditionell medicin kan dessa standarder variera beroende på land och kultur, och alla traditionella användningar är inte vetenskapligt bevisade eller erkända som säkra.

Moderna tillämpningar och problem

Integrering i modern medicin

Integreringen av traditionell medicin i modern medicin är en process som omfattar både erkännande av traditionella läkningsmetoder och vetenskaplig granskning och anpassning av dem till moderna medicinska normer. Denna process kräver samarbete mellan forskare, sjukvårdspersonal och utövare av traditionell medicin. Medan forskarna fokuserar på vetenskaplig validering och utforskning av traditionella läkemedel, måste sjukvårdspersonal utbildas om den traditionella medicinens principer och metoder för att möjliggöra en djupare förståelse och välgrundad tillämpning.

Reglering och standardisering av växtbaserade läkemedel och andra former av traditionell medicin är också avgörande för att garantera deras säkerhet och effektivitet. I detta sammanhang spelar kvalitetssäkring en viktig roll. Certifiering av utövare och utarbetande av riktlinjer för traditionell medicin bidrar också till att säkerställa integriteten och effektiviteten hos dessa läkekonstmetoder.

Samarbete mellan moderna och traditionella läkare och alternativmedicinare är avgörande för en framgångsrik integration. Det främjar en övergripande förståelse av hälsa och utökar behandlingsalternativen för patienterna. Ett patientcentrerat tillvägagångssätt som tar hänsyn till individuella preferenser och kulturella

91

bakgrunder kan förbättra patientretention och tillfredsställelse. Respekt och uppskattning för etniska och kulturella skillnader är centralt i denna process.

Slutligen kan integreringen av traditionell medicin i den offentliga hälsovården ge ett betydande bidrag. Genom att utveckla program och strategier som inbegriper traditionella läkekonstmetoder kan hälsofrämjande och sjukdomsförebyggande åtgärder göras mer effektiva. Denna integrering utgör en bro mellan traditionell kunskap och vetenskaplig forskning och har potential att göra hälso- och sjukvården mer heltäckande, inkluderande och effektiv. Det är viktigt att ha en balanserad strategi som utnyttjar styrkorna i båda systemen samtidigt som man insisterar på patientsäkerhet och evidensbaserad praxis.

Åtgärdernas hållbarhet

Hållbara och etiska inköp av läkemedel är av stor betydelse i dagens värld eftersom de inte bara påverkar miljön utan även har en social och ekonomisk inverkan. Hållbara inköp av läkemedel handlar om att använda och förvalta resurser på ett sätt som bevarar dem för framtida generationer, medan etiska inköp säkerställer att de samhällen som är involverade i produktionen av dessa läkemedel behandlas rättvist.

När det gäller hållbarhet ligger fokus på att samla in eller odla växter och andra naturresurser som används för framställning av läkemedel på ett sätt som inte äventyrar den långsiktiga tillgången på dessa resurser. Överdriven skörd eller oreglerad insamling av vilda växter och örter kan leda till en minskning eller till och med utrotning av vissa arter. För att undvika detta används hållbara odlingsmetoder och skördemetoder för att säkerställa återväxten av växter och skydda den biologiska mångfalden. Till exempel främjas användningen av tekniker som roterande jordbruk eller hållbara skördemetoder.

Människan står i centrum när det gäller etiska inköp av läkemedel. Det handlar om att se till att de samhällen som har traditionell kunskap om medicinalväxter och metoder, eller som odlar och samlar in dem, behandlas rättvist. Detta inbegriper rättvisa arbetsvillkor, skälig betalning och respekt för kulturella rättigheter och traditionell kunskap. En viktig aspekt av detta är att undvika biopirateri - bruket att använda kunskaper och resurser från ursprungsbefolkningar och lokala samhällen utan lämpligt erkännande eller ersättning.

Efterlevnad av internationella standarder och certifieringar spelar en viktig roll för att främja både hållbarhet och etiska inköp. Organisationer som Fair Wild Standard eller Forest Stewardship Council (FSC) tillhandahåller riktlinjer och certifieringar som hjälper producenterna att införa hållbara metoder. Att involvera lokala samhällen i skörde- och bearbetningsprocessen främjar inte bara den ekonomiska utvecklingen i dessa samhällen, utan bidrar också till att bevara och hedra deras traditionella kunskaper.

Sammantaget kräver en hållbar och etisk upphandling av läkemedel ett balanserat samspel mellan miljöskydd, rättvis handel och respekt för traditionell kunskap. Det bidrar till bevarandet av naturresurser, stöder lokala samhällens försörjning och säkerställer tillgången till läkemedel för framtida generationer.

Rättsliga och regleringsmässiga aspekter

De rättsliga och regulatoriska aspekterna av traditionell medicin varierar kraftigt beroende på land och region. Dessa lagar och förordningar är avgörande för att garantera läkemedlens säkerhet och effektivitet och samtidigt stärka konsumentskyddet. De täcker olika områden, t.ex. godkännande, produktion, marknadsföring och användning av traditionella läkemedel samt certifiering och reglering av utövare.

En viktig aspekt är godkännande och reglering av medicinalväxter och naturprodukter. I många länder är dessa produkter föremål för stränga kontroller, i likhet med moderna farmaceutiska produkter. Detta inkluderar tester för säkerhet, kvalitet och effekt. Vissa länder har särskilda bestämmelser för traditionella och alternativa läkemedel, medan andra kategoriserar dessa produkter under den allmänna läkemedelslagstiftningen. Utmaningen ligger ofta i att standardisera och utvärdera produkter som bygger på en lång tradition och som inte alltid uppfyller den moderna medicinens vetenskapliga kriterier.

Regleringen av utövandet av traditionell medicin är också ett viktigt område. I vissa länder måste alternativa utövare och terapeuter erhålla en licens och uppfylla särskilda utbildnings- och examinationskrav. I andra regioner finns det knappast några formella bestämmelser för dessa yrken. Regleringen syftar till att säkerställa kvaliteten på vården och skydda patienterna från okvalificerade utövare.

Märkning och reklam för traditionella läkemedel omfattas också av rättsliga bestämmelser. Dessa bestämmelser är utformade för att säkerställa att konsumenterna får tydlig, korrekt och icke vilseledande information om produkterna. Detta omfattar information om ingredienser, rekommenderad användning, eventuella biverkningar och kontraindikationer.

Internationella handelsbestämmelser och konventioner spelar också en roll, särskilt när det gäller skydd av immateriella rättigheter, tillträde till genetiska resurser och rättvis ersättning för traditionell kunskap. Konventioner som Nagoyaprotokollet reglerar tillträde till genetiska resurser och en rättvis fördelning av nyttan och syftar till att förhindra biopirateri.

Godkännandet av traditionella läkemedel i dagens värld står inför flera utmaningar, främst på grund av skillnaderna mellan traditionella läkningsmetoder och moderna vetenskapliga standarder. Ett centralt problem i godkännandeprocessen är bristen på vetenskapliga bevis för att många traditionella läkemedel är effektiva. Modern medicin kräver rigorösa kliniska prövningar för att bevisa säkerhet och effekt, medan många traditionella läkemedel baseras på historiska eller anekdotiska bevis.

95

Säkerhetsaspekterna är också en viktig fråga, eftersom traditionella läkemedel kan ha okända eller oförutsägbara biverkningar, särskilt i kombination med moderna läkemedel. Dessa läkemedels varierande sammansättning, dosering och renhet försvårar säkerhetsbedömningen.

Ett annat hinder är bristen på standardisering och kvalitetssäkring i produktionen av traditionella läkemedel. Moderna läkemedel är beroende av konsekvens och standardiserade produktionsprocesser, vilket ofta är svårt att uppnå med traditionella läkemedel. Dessutom finns det komplexa och varierande regleringshinder över hela världen, vilket kan utgöra en stor utmaning för tillverkare av traditionella läkemedel.

Dessutom väcker utvärderingen och integreringen av traditionella läkemedel i det moderna hälso- och sjukvårdssystemet kulturella och etiska frågor. Dessa sträcker sig från oro över om vissa metoder eller ingredienser är etiskt godtagbara till oro över bevarandet av inhemska kunskapstraditioner och deras kommersiella utnyttjande.

För att övervinna dessa utmaningar pågår ansträngningar för att hitta en balanserad strategi som tar hänsyn till både vetenskaplig granskning och respekt för traditionella läkningsmetoder och kulturarv. Detta kräver ofta en anpassning av regelverket och en starkare inriktning på forskning och utveckling inom området traditionell medicin.

På det hela taget kräver regelverket för traditionell medicin en noggrann avvägning. Å ena sidan bör säkerhet och kvalitet garanteras, å andra sidan är det viktigt att respektera och bevara de traditionella läkekonstmetodernas mångfald och särart. Lagstiftningen måste därför vara tillräckligt flexibel för att erkänna den traditionella medicinens särskilda karaktär och kulturella betydelse, samtidigt som moderna hälso- och säkerhetsstandarder upprätthålls.

Moderna tillämpningar av traditionell medicin

Den moderna tillämpningen av traditionell medicin är ett område som sträcker sig från integrering av traditionella läkningsmetoder i moderna sjukvårdssystem till vetenskaplig forskning och validering av gamla läkningsmetoder. Idag ses traditionell medicin inte längre som en historisk relik, utan som en värdefull resurs som kan erbjuda nya perspektiv och behandlingar för den moderna medicinen.

I många delar av världen erkänner vårdpersonal och forskare betydelsen av traditionell medicin och försöker integrera traditionella läkekonstmetoder i modern medicinsk praxis. Detta sker ofta genom att man arbetar med traditionella läkare för att få en djupare förståelse för deras metoder och hitta sätt att på ett säkert och effektivt sätt införliva dessa metoder i den vanliga sjukvården. Ett exempel på detta är införlivandet av akupunktur, en traditionell kinesisk läkningsmetod, i västerländsk medicin, som nu erkänns i många länder som en acceptabel och effektiv behandling för en mängd olika åkommor.

Farmaceutisk forskning spelar också en viktig roll i den moderna tillämpningen av traditionell medicin. Många läkemedel som används idag har sina rötter i traditionell medicin. Forskare undersöker aktivt växter, örter och andra naturresurser som används inom traditionell medicin för att hitta potentiella terapeutiska medel. Ett klassiskt exempel är upptäckten av aspirin, som ursprungligen härrörde från videbark, ett traditionellt botemedel mot smärta och feber.

Dessutom finns det ett växande intresse för traditionell medicin som en del av ett holistiskt synsätt på hälsofrämjande och förebyggande åtgärder. Praktiker som yoga, meditation och olika former av örtmedicin blir alltmer populära som ett sätt att minska stress, förbättra det allmänna välbefinnandet och förebygga sjukdomar. Dessa metoder används ofta som komplementära terapier vid sidan av konventionella medicinska behandlingar.

En annan modern aspekt av traditionell medicin är den växande betoningen på hållbarhet och etiska inköp. I en tid då bevarande av biologisk mångfald och hållbara metoder blir allt viktigare, kommer ansvarsfull användning och bevarande av traditionella läkemedel i förgrunden.

Trots denna integrering i den moderna medicinen finns det fortfarande utmaningar. Dessa omfattar standardisering och kvalitetssäkring av läkemedel, vetenskaplig validering av deras effektivitet och säkerhet samt etiska och rättsliga frågor, särskilt när det gäller skydd av inhemsk kunskap.

Sammantaget visar den moderna tillämpningen av traditionell medicin att det finns potential att överbrygga klyftan mellan gammal kunskap och modern vetenskap för att utveckla innovativa och holistiska metoder för hälsa och läkning. Det är viktigt att ha en balanserad inställning som respekterar och integrerar det bästa från båda världarna för att förbättra och utvidga hälso- och sjukvården.

Exempel

Den moderna tillämpningen av traditionella medicinska metoder har blivit allt viktigare världen över, särskilt i samband med integrativa och komplementära medicinska metoder. Här är några exempel på hur traditionell medicin används i modern sjukvård:

- **Akupunktur**: Akupunktur är ursprungligen en del av traditionell kinesisk medicin, men används nu över hela världen. Den används ofta för att lindra smärta och behandla olika kroniska hälsoproblem som artrit, migrän och för att minska stress.
- **Ayurveda**: Denna traditionella indiska läkekonst har funnit sin väg in i den moderna wellness- och hälsobranschen. Ayurvediska metoder som kostrådgivning, naturläkemedel och yoga

används för att främja allmänt välbefinnande och behandla specifika hälsoproblem.

- **Örtmedicin**: Användningen av medicinalväxter är en central del av många traditionella medicinska system. Inom modern medicin används örtextrakt och kosttillskott ofta som naturliga alternativ eller komplement till konventionella läkemedel.
- **Yoga och** meditation: Yoga och meditation, som ursprungligen kommer från den indiska traditionen, är nu populära över hela världen och används för att minska stress, förbättra flexibiliteten, stärka kroppen och främja mental klarhet.
- **Aromaterapi**: Användning av eteriska oljor som utvinns ur växter är en traditionell healingmetod som används inom modern medicin för att förbättra känslomässigt välbefinnande och lindra stressymptom.
- **Qi Gong och Tai Chi**: Dessa traditionella kinesiska metoder, som kombinerar rörelse, andning och meditation, används ofta idag för att förbättra balans, flexibilitet och allmän hälsa.
- **Koppningsterapi**: En traditionell läkningsmetod som syftar till att förbättra cirkulationen och lindra smärta genom att använda koppning på specifika punkter på kroppen. Den används inom modern alternativmedicin för en mängd olika besvär.
- **Manuella terapier**: Dessa omfattar traditionella massagetekniker, kiropraktik och osteopati, som

används inom modern medicin för att behandla muskel- och skelettproblem samt för att slappna av och förbättra det allmänna välbefinnandet.

- **Naturliga läkningsmetoder:** Inom modern medicin erkänns naturliga läkningsmetoder som fasta, hydroterapi och ljusterapi alltmer som en del av ett holistiskt synsätt på hälsa.

- **Integrativ medicin:** Denna moderna medicinska metod kombinerar traditionella läkningsmetoder med konventionell medicinsk praxis för att ge en mer omfattande behandling som tar hänsyn till både kropp och själ.

- **Homeopati:** Homeopati, som bygger på principen "lika botar lika", är kontroversiell och ofta vetenskapligt kritiserad, men används i många länder som en kompletterande terapiform.

- **Moxibustion:** En traditionell kinesisk medicinsk metod där torkad gråbo bränns för att värma specifika punkter på kroppen. Denna metod används ofta i kombination med akupunktur för att behandla smärta och förbättra cirkulationen.

- **Zonterapi:** Denna metod bygger på tanken att vissa punkter på händer och fötter är kopplade till andra delar av kroppen och används för att slappna av och främja hälsan hos vissa organ.

- **Traditionell kinesisk örtmedicin:** Används ofta inom modern medicin som ett komplement till västerländska behandlingar för att behandla en mängd olika åkommor, från matsmältningsproblem till kronisk smärta.

- **Bachs blomsterterapi**: En metod utvecklad av Edward Bach som innebär att man använder blomessenser för emotionell läkning. Metoden används inom modern alternativmedicin för att förbättra den känslomässiga balansen.

- **Reiki**: En japansk energiläkningsteknik som används för avslappning och stressreducering samt för att främja fysisk och känslomässig läkning.

- **Ayurvedisk kost- och livsstilsrådgivning**: Inom modern integrativ medicin används ofta ayurvediska kost- och livsstilsprinciper för att förbättra den allmänna hälsan och för att behandla specifika hälsoproblem.

- **Shiatsu**: En japansk massageteknik som involverar tryckpunkter och kroppens meridianer för att lindra spänningar och främja välbefinnande.

- **Koppningsterapi**: Denna terapi, där ett undertryck skapas genom att huden koppas, används i moderna fysioterapi- och wellnesscenter för att främja blodcirkulationen och lindra muskelspänningar.

- **Musik- och ljudterapi**: Användningen av musik och ljud för att förbättra känslomässigt och psykologiskt välbefinnande, en metod med rötter i många traditionella kulturer, används också i modern terapeutisk praxis.

- **Tuina-massage**: En form av kinesiskt kroppsarbete som använder manuella tekniker och akupressur för att reglera flödet av Qi (livsenergi) i kroppen och lindra muskelspänningar.

- **Kneippterapi**: Baserad på Sebastian Kneipps läror används denna terapi, som inkluderar vattenbehandlingar, örter, motion och näring, för att förbättra den allmänna hälsan och förebygga sjukdom.
- **Kinesisk dietetik**: Användning av livsmedel och örter enligt traditionella kinesiska principer för behandling och förebyggande av sjukdomar används också i modern näringsrådgivning.
- **Gua Sha**: En traditionell kinesisk behandlingsmetod där huden behandlas med ett skrapande verktyg för att främja blodcirkulationen och minska inflammation. Metoden används inom modern fysioterapi och inom wellness-sektorn.
- **Tibetansk medicin**: Vissa delar av traditionell tibetansk medicin, såsom meditationstekniker och örtbehandlingar, används inom modern integrativ medicin för att minska stress och behandla kroniska sjukdomar.
- **Naturopatisk hydroterapi**: Användning av vatten i olika former och temperaturer för att behandla olika hälsotillstånd, en metod som bygger på principerna för hydroterapi.
- **Växtbaserade bad**: Växtbaserade bad är en traditionell metod i många kulturer och används inom modern wellness och fysioterapi för avslappning och för att behandla hudproblem och muskelbesvär.

- **Öronakupunktur:** En specialiserad form av aku-
  punktur som fokuserar på örat och används i-
  nom modern medicin för att behandla smärta
  och för att hjälpa till med rökavvänjning eller
  viktminskning.
- **traditionell afrikansk medicin:** Vissa delar, t.ex.
  användningen av vissa växtextrakt, studeras i-
  nom modern farmaceutisk forskning och an-
  vänds för utveckling av nya läkemedel.
- **Feng Shui:** Även om Feng Shui främst är känd
  som en arkitektonisk princip, används den
  ibland i modern miljö- och inredningsdesign för
  att skapa en harmonisk och hälsosam miljö.

Dessa exempel visar att den moderna tillämpningen av
traditionell medicin är mycket varierad och sträcker sig
från fysiska behandlingsmetoder till kostmetoder och
miljödesign. Integreringen av dessa traditionella me-
toder i modern medicin görs ofta i syfte att tillhand-
ahålla holistisk hälso- och sjukvård som tar upp både fy-
siska och psykologiska aspekter av hälsa. Som med alla
medicinska behandlingar är det viktigt att dessa me-
toder utförs under professionell övervakning och i en-
lighet med vetenskaplig kunskap och standarder.

Moderna problem med traditionell medicin

Den moderna tillämpningen av traditionell medicin står
inför en rad utmaningar som beror på spänningen mel-
lan traditionella läkekonstmetoder och modern medi-
cinsk praxis, etiska frågor och behovet av vetenskaplig

validering. Dessa utmaningar är avgörande för att den traditionella medicinen ska kunna integreras i hälso- och sjukvårdssystemet och accepteras i dagens samhälle.

En av de största utmaningarna är den vetenskapliga valideringen och standardiseringen av traditionella medicinska metoder och botemedel. Många traditionella läkemedel och metoder bygger på anekdotiska bevis och månghundraåriga traditioner vars effektivitet och säkerhet måste verifieras i kliniska prövningar för att de ska kunna integreras i den moderna medicinen. Detta kräver omfattande forskning och kan ofta vara svårt på grund av de naturliga ingrediensernas komplexitet och den varierande sammansättningen av traditionella recept.

Ett annat problem är bevarandet av traditionell kunskap. Många traditionella medicinska metoder överförs muntligt och är djupt rotade i lokala kulturer och samhällen. Med globaliseringen och förlusten av inhemska kulturer finns det en risk att denna värdefulla kunskap kommer att gå förlorad. Samtidigt finns det en utmaning i hur denna kunskap kan användas på ett etiskt och respektfullt sätt, särskilt med hänsyn till ursprungsbefolkningarnas och de lokala samhällenas rättigheter.

Kvalitetssäkring och kvalitetskontroll är en annan viktig fråga. Många produkter inom traditionell medicin tillverkas utan standardiserade tillverkningsprocesser eller kvalitetskontroller. Detta kan leda till inkonsekvenser när det gäller effekt och säkerhet. Det finns också farhågor om kontaminering eller felaktig märkning, vilket kan äventyra patientsäkerheten.

Integrationen i det befintliga sjukvårdssystemet är också en utmaning. Målet är att bygga en bro mellan traditionella läkare och modern sjukvårdspersonal för att säkerställa en holistisk och samordnad vård. Kulturell känslighet och förståelse för de olika metoderna spelar här en avgörande roll.

Hållbar användning av resurser är också ett växande problem. Många växter och andra naturresurser som används inom traditionell medicin är hotade eller överskördade. Det är viktigt att främja hållbara metoder för att säkerställa den biologiska mångfalden och den långsiktiga tillgången på dessa resurser.

Sammanfattningsvis kräver utmaningarna för modern traditionell medicin ett balanserat tillvägagångssätt som respekterar vetenskap och tradition, främjar etiska och hållbara metoder och syftar till att integrera de bästa delarna av traditionell medicin i modern medicinsk praxis. Endast genom ett sådant integrerat tillvägagångssätt kan den traditionella medicinen förverkliga sin fulla potential och bidra till att förbättra den globala hälso- och sjukvården.

Praktisk vägledning för hantering av traditionell medicin

Hur man använder folkmedicin på ett säkert och effektivt sätt

En säker och effektiv användning av huskurer kräver en balanserad förståelse av deras traditionella användningsområden, potentiella effekter och begränsningar. Det är viktigt att komma ihåg att även om många huskurer kan vara användbara, är de inte nödvändigtvis ett substitut för professionell medicinsk behandling. Här följer några riktlinjer för säker och effektiv användning av naturläkemedel:

Informera dig grundligt: Innan du använder ett folkmedicinskt botemedel, undersök dess traditionella användning, möjliga effekter och kända risker i detalj. Tillförlitliga källor som vetenskapliga studier, fackböcker eller råd från experter inom traditionell medicin är här av stor betydelse.

Rådfråga läkare: Det är viktigt att rådfråga läkare eller kvalificerad sjukvårdspersonal innan du använder ett folkmedicinskt läkemedel. Detta är särskilt viktigt om du redan tar mediciner eller lider av kroniska sjukdomar, eftersom interaktioner eller oönskade biverkningar kan uppstå.

Börja med försiktighet: När du börjar med ett nytt läkemedel bör du alltid börja med en liten dos för att se hur din kropp reagerar. Var uppmärksam på eventuella biverkningar eller allergiska reaktioner.

Var uppmärksam på kvalitet och ursprung: Köp läkemedel från pålitliga källor. Se till att produkterna är av hög kvalitet och inte innehåller några skadliga föroreningar. När det gäller örter och växter är det också viktigt att veta hur de har odlats och skördats.

Var kritisk mot överdrivna påståenden: Var skeptisk till botemedel som marknadsförs som mirakelkurer eller botemedel mot en lång rad orelaterade tillstånd. Folkmedicinska lösningar kan vara till stöd, men de är inte ett universalmedel.

Förstå begränsningarna: Folkmedicin kan vara till hjälp vid mindre åkommor, men vid allvarliga eller livshotande tillstånd är det viktigt att söka professionell medicinsk hjälp. De bör aldrig användas som ersättning för akut medicinsk behandling.

Ta hänsyn till kulturella aspekter: Många huskurer är djupt rotade i specifika kulturella traditioner. Det är viktigt att respektera dessa aspekter och förstå hur de kan påverka användningen och effekterna av läkemedlen.

Dokumentera dina erfarenheter: Skriv dagbok om dina erfarenheter av huskurer. Anteckna vad du har tagit, i vilken dos och hur din kropp har reagerat på det. Detta kan vara till hjälp för att utvärdera effektiviteten och ge användbar information vid framtida samråd med din läkare.

Tänk på livsstil och kost: Folkmedicin är ofta en del av ett holistiskt synsätt på hälsa. Se till att ha en balanserad kost, tillräckligt med motion och stresshantering för att stödja effekten av medlen.

Genom att vidta dessa åtgärder kan du dra nytta av fördelarna med folkmedicin samtidigt som du ser till att din hälsa inte äventyras. Det är alltid viktigt att hitta en balans mellan traditionella läkekonstmetoder och modern sjukvård.

Interaktioner med moderna läkemedel

Interaktionen mellan folkmedicinska läkemedel och moderna läkemedel är en kritisk aspekt som kräver särskild uppmärksamhet. Många naturliga substanser i folkmedicin kan interagera med receptbelagda eller receptfria läkemedel, vilket kan leda till negativa effekter. Dessa interaktioner kan öka eller minska läkemedlens effektivitet, öka biverkningarna eller till och med orsaka nya hälsoproblem.

En grundläggande förståelse för potentiella interaktioner och medvetenhet om risker är avgörande för att säkerställa att både folkmedicinska läkemedel och moderna läkemedel kan användas effektivt och säkert. Det finns olika mekanismer genom vilka sådana interaktioner kan uppstå:

Farmakokinetiska interaktioner: Dessa uppstår när ett naturläkemedel påverkar hur ett läkemedel absorberas, distribueras, metaboliseras eller utsöndras av kroppen.

Till exempel kan vissa växtbaserade enzymer i levern inducera eller hämma de enzymer som ansvarar för nedbrytningen av många läkemedel. Detta kan leda till att läkemedel metaboliseras snabbare eller långsammare än förväntat, vilket påverkar deras effekt och säkerhet.

Farmakodynamiska interaktioner: Denna typ av interaktion uppstår när en folkmedicin och ett läkemedel har liknande eller motsatta effekter på kroppen. När de har liknande effekter kan detta leda till en förstärkt effekt, till exempel en ökad tendens att blöda när man kombinerar blodförtunnande mediciner med örter som också har blodförtunnande egenskaper. Motsatta effekter kan leda till att ett läkemedels effektivitet minskar.

Direkta interaktioner: I vissa fall kan ingredienser i folkmedicinska läkemedel reagera direkt med vissa läkemedel och förändra deras struktur eller funktion. Dessa direkta kemiska interaktioner är mindre vanliga, men de kan få allvarliga konsekvenser.

För att minimera riskerna med dessa interaktioner är det viktigt att följa följande steg:

Informera läkare och apotekspersonal: Låt alla vårdgivare veta vilka folkmedicinska läkemedel du använder. Detta är avgörande för att undvika interaktioner och säkerställa en säker behandling.

Var försiktig med självmedicinering: Undvik självmedicinering med folkmedicin, särskilt om du redan tar medicin. Rådfråga alltid en kvalificerad vårdgivare.

Övervakning och utvärdering: Om du tar folkmedicinska läkemedel och moderna läkemedel samtidigt ska du vara uppmärksam på tecken på ovanliga reaktioner och omedelbart informera en läkare om sådana uppstår.

Aktuell information om dina mediciner och huskurer: Ha en aktuell lista över dina mediciner och huskurer, inklusive doser och tidsscheman. Detta kan vara livräddande i nödsituationer.

Var särskilt försiktig om du tar mediciner som har en hög risk för farliga interaktioner, såsom blodförtunnande medel, mediciner för att kontrollera diabetes eller hjärtmediciner.

Om dessa riktlinjer följs noggrant kan det bidra till en säker och effektiv användning av folkmedicinska läkemedel tillsammans med moderna läkemedel. Kom ihåg att hälsosäkerhet alltid är av största vikt och att professionell rådgivning är nödvändig när man beslutar om behandling med folkmedicinska läkemedel.

När ska man söka medicinsk hjälp?

Det är viktigt att känna till när man bör söka professionell medicinsk hjälp i stället för eller som komplement till huskurer. Huskurer kan vara till hjälp i många fall, men det finns situationer där de kanske inte är tillräckliga eller till och med kan vara farliga. Här är några riktlinjer som kan hjälpa dig att avgöra när det är dags att söka professionell medicinsk hjälp:

Vid allvarliga eller ihållande symtom: Om du upplever allvarliga eller ihållande symtom, t.ex. svår smärta, svåra andningssvårigheter, ihållande feber eller okontrollerad blödning, bör du omedelbart uppsöka läkare. Vanliga läkemedel kan vara otillräckliga i sådana fall och fördröjd behandling kan leda till att tillståndet förvärras.

Vid misstanke om allvarlig sjukdom: Om du misstänker att du har ett allvarligt medicinskt tillstånd är det viktigt att du får en professionell diagnos. Detta gäller särskilt för tillstånd som hjärtinfarkt, stroke, allvarliga infektioner eller cancer. Självbehandling utan medicinsk diagnos kan i sådana fall vara farligt.

Om tillståndet inte förbättras trots huskurer: Om du inte märker någon förbättring av ditt tillstånd efter att ha använt huskurer eller om dina symtom förvärras är det dags att konsultera en läkare. Det kan vara ett tecken på att den behandling du valt inte är effektiv eller att du har ett allvarligare tillstånd.

Om du är gravid eller har en kronisk sjukdom: Gravida kvinnor och personer med kroniska sjukdomar som diabetes, hjärtsjukdomar eller autoimmuna sjukdomar bör vara särskilt försiktiga när de använder folkmedicinska läkemedel. I sådana fall är det tillrådligt att söka medicinsk rådgivning innan du använder folkmedicin för att undvika oönskade interaktioner eller biverkningar.

Vid oklara symptom: Om du har symptom som du inte vet orsaken till eller som är varierande och förvirrande, bör du söka professionell hjälp. En läkare kan ställa en korrekt diagnos och föreslå den bästa behandlingsplanen.

Hos barn och äldre: Både barn och äldre är mer mottagliga för komplikationer och kan ha specifika medicinska behov. I sådana fall är det viktigt att konsultera en läkare innan du använder folkmedicinska läkemedel.

Om du redan tar medicin: Om du tar receptbelagda läkemedel är det viktigt att konsultera en läkare innan du provar folkmedicin för att undvika eventuella skadliga interaktioner.

Det viktigaste är att lyssna på din kropp och söka professionell rådgivning om du har några tvivel eller funderingar. Modern medicin och folkmedicin kan ofta gå hand i hand, men behandlingens säkerhet och effektivitet bör alltid ha företräde.

Framtiden för traditionell medicin

Framtiden för traditionell medicin är ett område som ut-
vecklas i skärningspunkten mellan tradition, innovation
och vetenskap. Med det växande intresset för naturliga
och holistiska läkningsmetoder och den ökande medve-
tenheten om vikten av att bevara traditionell läkekuns-
kap förväntas traditionell medicin spela en allt större
roll i den globala sjukvården.

En viktig trend i framtiden för traditionell medicin är
dess gradvisa integrering i det konventionella
sjukvårdssystemet. Denna process innebär större vete-
nskaplig undersökning och validering av traditionella
medicinska metoder och botemedel. Kliniska studier
och forskning kommer att öka kunskapen om hur effek-
tiva och säkra traditionella läkningsmetoder är, vilket
kan leda till större acceptans och användning av dessa
metoder inom den konventionella medicinen. Denna in-
tegration kan också leda till bättre kommunikation och
samarbete mellan traditionella och konventionella
utövare, vilket kan förbättra patientvården och främja en
mer holistisk syn på hälsa.

Digitalisering och informationsspridning spelar också
en avgörande roll för den traditionella medicinens
framtid. Internet och sociala medier har avsevärt ökat
tillgången till information om traditionella läkningsme-
toder. Detta ger möjligheter till utbildning och ökad
medvetenhet, men innebär också en risk för felaktig

information och felaktig användning. Det kommer därför att vara viktigt att skapa tillförlitliga och verifierade informationskällor och främja digital kompetens på hälsoområdet.

En annan viktig aspekt är hållbar användning och skydd av naturresurser, som är av central betydelse för många traditionella läkemedel. Med den ökande efterfrågan på naturläkemedel ökar också behovet av att förvalta och skydda dessa resurser på ett hållbart sätt. Detta omfattar främjande av hållbara odlingsmetoder, bevarande av biologisk mångfald och skydd av traditionell kunskap hos ursprungsbefolkningar och lokala samhällen.

När det gäller utbildning och reglering kommer det att vara viktigt att fastställa standarder som garanterar kvalitet och säkerhet vid utövandet av traditionell medicin. Detta kan inbegripa utveckling och erkännande av utbildningsprogram, certifieringar och yrkeslicenser för traditionella utövare.

Den framtida utvecklingen av traditionell medicin kommer också att påverkas av kulturella, politiska och ekonomiska faktorer. I en alltmer globaliserad värld kan traditionella läkningsmetoder från olika kulturer smälta samman och ge upphov till nya former av läkning. Samtidigt kommer etiska frågor som skydd av immateriella rättigheter och rättvis tillgång till läkemedel att fortsätta vara viktiga.

Aktuella trender och forskningsinriktningar

Det nuvarande landskapet för traditionell medicin kännetecknas av olika trender och forskningsinriktningar som syftar till att kombinera traditionella läkningsmetoder med modern vetenskaplig kunskap och teknik. Denna utveckling har sin grund i det växande erkännandet av betydelsen av traditionell kunskap och den ökande efterfrågan på naturliga och holistiska behandlingsmetoder.

En av de viktigaste trenderna inom forskningen om traditionell medicin är den vetenskapliga valideringen av traditionella läkemedel. Det finns ett ökande antal studier som syftar till att undersöka effektiviteten och säkerheten hos medicinalväxter, naturprodukter och andra traditionella behandlingsformer. I dessa studier används moderna forskningsmetoder, inklusive kliniska prövningar, farmakologiska analyser och genetiska studier, för att förstå verkningsmekanismerna hos dessa läkemedel och bevisa deras terapeutiska effekt. Detta bidrar till att överbrygga klyftan mellan traditionell läkekunskap och modern evidensbaserad medicin.

En annan viktig trend är integreringen av traditionella läkekonstmetoder i den konventionella sjukvården. Många sjukvårdsorganisationer och vårdgivare börjar införliva delar av traditionell medicin i sina behandlingsmetoder. Detta omfattar inte bara användningen av traditionella läkemedel, utan också antagandet av holistiska behandlingsfilosofier som införlivar kropp, sinne och miljö i läkningsprocessen.

Att undersöka samspelet mellan traditionella läkemedel och moderna läkemedel är också ett viktigt forskningsområde. Med tanke på att många patienter använder både traditionella och konventionella läkemedel är det viktigt att förstå potentiella interaktioner och risker. Denna forskning bidrar till att utveckla riktlinjer för en säker och effektiv kombination av olika behandlingsformer.

Digital teknik spelar också en allt viktigare roll inom traditionell medicin. Användningen av hälsoappar, onlineplattformar och telemedicin öppnar nya möjligheter att sprida traditionell läkekunskap och göra den tillgänglig. Samtidigt kan forskare samla in och analysera stora mängder data för att identifiera mönster och effekter i användningen av traditionella läkningsmetoder.

Hållbarhet och etisk användning av naturresurser är också viktiga frågor inom modern forskning om traditionell medicin. Mot bakgrund av överexploatering och förlust av biologisk mångfald fokuserar forskarna på att utveckla hållbara metoder för utvinning och användning av medicinalväxter och andra naturresurser. I detta ingår också att ta hänsyn till ursprungsbefolkningarnas rättigheter och kunskaper, eftersom de ofta är de som förvaltar de traditionella läkningsmetoderna.

Sammanfattningsvis återspeglar de aktuella trenderna och forskningsinriktningarna inom traditionell medicin ett växande intresse för att integrera traditionella läkekonster i den moderna sjukvården. De betonar vikten av vetenskaplig forskning för att förstå och validera dessa

117

metoder, samtidigt som de fokuserar på skydd av naturresurser och erkännande av traditionell kunskap. Denna utveckling bidrar till att etablera traditionell medicin som en värdefull och relevant del av det globala hälsooch sjukvårdssystemet.

Vad kommer att hända framöver?

Traditionell medicin förväntas spela en allt viktigare roll i det globala hälsovårdslandskapet under de kommande åren, med följande aspekter som sticker ut särskilt:

Vetenskaplig validering och forskning: Det vetenskapliga samfundet visar ett ökande intresse för studier av traditionella läkekonstmetoder. Kliniska studier, farmakologiska analyser och andra forskningsmetoder används för att validera traditionella metoder och botemedel. Detta bidrar till att överbrygga klyftan mellan traditionell kunskap och modern evidensbaserad medicin och ökar acceptansen för traditionell medicin inom hälso- och sjukvårdssystemet.

Integrering i konventionell medicin: Det finns en växande trend mot att integrera delar av traditionell medicin i konventionell medicinsk praxis. Detta kan ta sig uttryck i ökat samarbete mellan konventionella och traditionella läkare, införande av kurser i traditionell medicin i medicinska utbildningsprogram och införande av alternativa behandlingar i patientvården.

Digitalisering och tillgänglighet: Digitaliseringen möjliggör bredare tillgång till information om folkmedicin och dess tillämpning. Appar, onlinekurser och plattformar kan bidra till att sprida kunskap om traditionella läkningsmetoder och samtidigt främja globalt nätverkande mellan utövare och intresserade parter.

Hållbarhet och etisk sourcing: Med tanke på den ökande efterfrågan på naturläkemedel blir det allt viktigare med en hållbar användning av resurser. Forskning och praxis som fokuserar på hållbar utvinning och användning av medicinalväxter och andra naturprodukter kommer att bli allt viktigare. Detta innefattar skydd av den biologiska mångfalden och respekt för ursprungsbefolkningars traditionella kunskaper.

Globalt nätverkande och utbyte: Traditionell medicin kommer i allt högre grad att dra nytta av ett globalt utbyte av kunskap och metoder. Genom att sammanföra läkningsmetoder från olika kulturer kan innovativa och integrativa behandlingsmetoder utvecklas.

Reglering och standardisering: För att garantera att traditionell medicin är säker och effektiv kommer sannolikt strängare regler och standarder att införas i många länder. Detta kan omfatta certifiering av utövare, kvalitetssäkring av läkemedel och fastställande av etiska riktlinjer.

Personanpassad medicin och teknik: Med framsteg inom genomik och bioteknik kan delar av den traditionella medicinen integreras i personanpassade behandlingsplaner. Detta skulle skräddarsy behandlingen efter individens genetiska, miljömässiga och personliga omständigheter.

Sammantaget står den traditionella medicinen inför en lovande framtid där dess metoder inte bara bevaras och värdesätts, utan också vidareutvecklas och integreras i hälso- och sjukvårdssystemet genom modern vetenskap och globalt nätverkande. Denna utveckling kommer att bidra till en mer mångsidig, tillgänglig och heltäckande hälso- och sjukvård, som omfattar både moderna och traditionella metoder för läkning.

Artificiell intelligens och traditionell medicin

Kopplingen mellan artificiell intelligens (AI) och traditionell medicin öppnar ett spännande kapitel i utvecklingen av forskning och praxis inom hälso- och sjukvården. AI-teknik har potential att revolutionera och komplettera traditionella läkningsmetoder på olika sätt.

AI-system är utmärkta på att känna igen mönster i stora datamängder. I samband med traditionell medicin kan de användas för att analysera omfattande information om medicinalväxter, behandlingsmetoder och deras effekter. De kan till exempel avslöja dolda samband mellan olika medicinalväxter och vissa sjukdomar eller statistiskt utvärdera hur effektiva vissa metoder är.

Mycket information om traditionell medicin är förankrad i gamla texter, muntliga traditioner och lokala metoder. AI-verktyg kan bidra till att digitalisera denna kunskap och göra den tillgänglig för forskare och

utövare över hela världen. Algoritmer för textigenkän-
ning och översättning kan t.ex. användas för att analy-
sera historiska medicinska manuskript och översätta
dem till moderna språk.

AI-baserade diagnosverktyg och rekommendationssys-
tem skulle kunna skapa personliga behandlingsplaner
med hjälp av folkmedicinska läkemedel. Genom att ta
hänsyn till patientdata som genetisk information, livsstil
och tidigare behandlingar skulle sådana system kunna
erbjuda skräddarsydda behandlingsförslag som kombi-
nerar traditionell och modern medicin.

Inom farmakologi kan AI bidra till att hitta nya medi-
cinska tillämpningar för traditionella läkemedel. Genom
att söka i databaser över kemiska strukturer hos väx-
tingredienser och deras kända effekter kan AI identifiera
potentiella nya läkemedel eller terapeutiska metoder.

AI-stödda utbildningsprogram skulle kunna underlätta
inlärning och spridning av kunskap om traditionell me-
dicin. Virtuella assistenter och interaktiva inlärnings-
plattformar kan hjälpa både lekmän och yrkesverk-
samma att lära sig om och förstå traditionella läkekonst-
metoder.

AI-system skulle kunna användas inom den offentliga
hälso- och sjukvården för att övervaka och förutse sjuk-
domstrender, särskilt i regioner där befolkningen
huvudsakligen förlitar sig på traditionell medicin.
Sådana system skulle kunna bidra till att tidigt upptäcka

epidemier eller förändringar i hälsotillståndet i ett samhälle.

AI kan också bidra till att övervaka kvaliteten och säkerheten hos produkter som används inom traditionell medicin. Maskininlärning och bildteknik kan användas för att identifiera och klassificera medicinalväxter och andra naturliga ämnen för att upptäcka orenheter eller förfalskningar.

Integreringen av AI i traditionell medicin möjliggör inte bara en mer effektiv och målinriktad användning av traditionell läkekunskap, utan öppnar också nya vägar för bevarande, forskning och tillämpning av denna kunskap i den moderna världen.

Slutsats

Det visar sig att folkmedicin inte bara är en relik från en svunnen tid, utan fortfarande spelar en viktig roll i många kulturer och samhällen idag.

Vi har sett att folkmedicinen rymmer ett rikt arv av kunskap och metoder som har odlats under generationer. Den återspeglar de nära relationerna mellan människor, deras miljö och deras övertygelser och ger insikter i hur olika kulturer förstår hälsa, sjukdom och läkning. Samtidigt har vi stött på utmaningarna med att integrera traditionella läkekonstmetoder i modern medicinsk praxis, inklusive frågor om effektivitet, säkerhet och etiska överväganden.

122

I en tid när världen blir alltmer nätverksbaserad och information sprids snabbt finns det en möjlighet att bevara traditionell läkekunskap bättre än tidigare och göra den tillgänglig för kommande generationer. Det finns också potential att utforska denna kunskap med hjälp av moderna vetenskapliga metoder och kanske få nya insikter om hälsa och läkning.

Denna bok är inte bara avsedd som en informationskälla, utan också för att stimulera till eftertanke och diskussion. Den inbjuder oss att se folkmedicin inte som en motsats till modern medicin, utan som ett komplement som kan berika vår förståelse av hälsa och läkning. Folkmedicinen påminner oss om att hälsa är mer än frånvaro av sjukdom - det är ett harmoniskt samspel mellan kropp, själ och miljö.

Avslutningsvis vill vi betona att en uppskattning och respekt för mångfalden av läkande traditioner i världen är ett viktigt steg mot en integrativ och holistisk hälso- och sjukvård. Må denna bok bidra till att bygga broar och främja dialoger som leder oss alla mot en djupare förståelse av hälsa och välbefinnande.